KB042027

참 예쁘다, 내 몸

참 예쁘다, 내 몸

초판 1쇄 인쇄일 2019년 2월 18일
초판 1쇄 발행일 2019년 2월 25일

지은이 이민아
펴낸이 양옥매
디자인 표지혜 송다희
삽화 송언호 산부인과 전문의

펴낸곳 도서출판 책과나무
출판등록 제2012-000376
주소 서울특별시 마포구 방울내로 79 이노빌딩 302호
대표전화 02.372.1537 **팩스** 02.372.1538
이메일 booknamu2007@naver.com
홈페이지 www.booknamu.com
ISBN 979-11-89498-00-9 (03510)

이 도서의 국립중앙도서관 출판예정도서목록(CIP)은
서지정보유통지원시스템 홈페이지(http://seoji.nl.go.kr)와
국가자료종합목록시스템(http://www.nl.go.kr/kolisnet)에서 이용하실 수
있습니다. (CIP제어번호: CIP2019004291)

참 예쁘다 내 몸

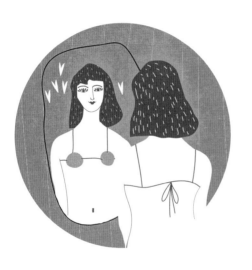

· 이민아 지음 ·

더문

● 김종덕(전 전북대학교 병원장, 전북대 산부인과 주임교수 역임)

여성과 일생을 함께하겠다며 산부인과 수련의를 지원하러 찾아왔던 때가 엊그제 같은데, 과연 여성과 동고동락하며 던지고 싶었던 화두를 편안한 이야기로 풀어냈습니다. 이 시대에 건강의 기준을 제시해 주는 시금석과도 같은 책이며 엄마와 딸이 함께 읽으며 행복을 느끼는 책입니다. 모든 여성들에게 강력하게 권합니다.

● 김원회(대한성학회 초대회장, 부산대 명예교수)

『참 예쁘다, 내 몸』의 저자인 이민아 선생님은 오랜 임상 경험을 쌓은 산부인과 전문의이기도 하지만 우리나라에 몇 안 되는 성전문가 중의 한 분입니다. 십여 년 전 캐나다의 몬트리올에서 열렸던 세계 성학회에서 처음 만났는데, 그 후에도 계속 성학 연구에 많은 노력을 기울이심을 보아 왔습니다.

전문가들의 글은 대개 너무 학술적이거나 강좌 형태로 전개되어 계속 읽기가 어려울 수도 있는데, 이 책은 전혀 그렇지 않고 오히려 안방 이야기 같아 많은 이들의 사랑을 받으리라 생각됩니다.

인간은 누구나 행복하게 살 권리가 있습니다. 거기에 꼭 필요한 것이 건강, 인간관계 그리고 경제입니다. 관계 중에서도 가장 우리의 행복과 직결되는 것이 부부 사이의 관계임은 더 말할 나위가 없습니다. 부디 많은 분들이 이 책을 읽고 인간 행복을 위하여 꼭 필요한 건강과 성에 관한 필수적인 지식들을 얻으시기를 바랍니다.

● 최안나(국립중앙의료원 난임센터장)

두 딸의 엄마인 저는 세 딸의 엄마인 이민아 선생님에게 많이 배웁니다. 이번에도 평소에 제가 꼭 있었으면 하고 기다리던 책을 쓰셨네요. 이 책은 여성의 몸에 대한 의학적인 정보뿐만 아니라 성에 대한 가치관까지 이민아 선생님께서 엄마의 마음으로 쓰신 소중한 이야기들이 넘칩니다.

1부 '내 몸은 예쁘다'에서는 여성의 몸에 대한 부정적인 편견들을 가시게 하려는 이민아 선생님의 마음이 곳곳에서 느껴집니다. 읽으면서 "맞다, 맞아!" 하고 공감하다 보니 선생님의 환자들이 근심 어린 얼굴로 진료실에 들어왔다가 선생님의 말씀을 듣고 환하게 웃는 얼굴로 나가는 모습이 그려집니다.

저도 딸을 키우는 여성으로서 또한 산부인과 의사로서 2부 '알고, 느끼고, 사랑하라'에 담긴 산부인과 정보들이 모든 여성들 그리고 여성과 함께 살아가는 남성들에게 많은 도움이 될 것으로 기대됩니다. 부록까지 꼼꼼하게 읽으시면 더욱 도움 되실 겁니다.

3부 '성(性), 항상 최우선은 나 자신'에서는 이민아 선생님이 낙태의 위험으로부터 살아나 낙태를 예방하는 산부인과 의사로 살고 있다는 고백에 뭉클해졌습니다. 산부인과 의사들은 낙태를 원하는 환자들을 만날 때마다 여성들이 낙태를 안 해도 되는 세상을 꿈꿉니다. 이 책에 담긴 이민아 선생님의 노력은 그런 세상을 앞당기는 염원일 것입니다. 이 책을 만나는 여러분도 함께 꿈꾸어 주시기 바랍니다. 여성이 어떤 상황에서 임신했어도 존중받는 세상을.

내 몸

귀한 줄 알고,

평생 건강을 지킬 수 있도록,

내 딸에게 권하고 싶은 …

산부인과 의사라는 직업은 제게 축복과도 같았습니다. 무엇보다 생명의 탄생은 너무도 경이로워서, 20년 넘게 초음파로 태아를 관찰해 왔지만 볼 때마다 여전히 놀라게 됩니다. 이렇게 생명을 잉태하고 키워 내는 자궁은 더욱 신비롭습니다. 그리고 여성의 몸은 참 아름답습니다. 여성의 몸을 매일 들여다보면서, 10대 후반부터 20대 초반의 세 딸을 키우면서, 세월에 따라 변하는 스스로의 모습을 보면서, 여성의 몸이 지닌 고유의 아름다움에 매번 감탄하게 됩니다.

하지만 안타깝게도 여성들 가운데 자신의 몸이 얼마나 소중하고 아름다운지 알고, 느끼고, 누리는 사람은 그리 많지 않습니다. 그보다는 부끄럽고, 감추고 싶고, 죄책감을 느끼는 등 부정적인 생각으로 가득 차 있습니다. 얼굴에는 작은 뾰루지 하나만 나도 하루 종일 거울을 들여다보고, 연고를 바르고, 피부과를 찾아가지만, 여성 질환은 큰 불편을 느껴서 더 이상 참지 못할 때에야 마지못해 산부인과를 방문할 때가 많습니다.

조금만 더 기초적인 지식이 있었더라면, 조금만 일찍 전문가와 상담했더라면, 하는 아쉬움에 "많이 불편하셨을 텐데 왜 이렇게 늦게 오셨어요?"라고 물어보면 대개는 얼굴을 붉히며 "그게, 좀 그렇잖아요. 거기가 아프다는 게….."라고 말끝을 흐립니다. 결국은 자신의 몸에 대한 부정적 생각이 산부인과로 가는 발걸음을 더디게 하고 병을 키운 것입니다. 간혹 환자를 앞에 두고 화를 내기도 하고, 연설하듯 설득하거나 타이르기도 합니다. 때로는 그 무지가 엄청난 결과를 초래하여 눈물 흘리는 여성들을 보면서 내가 할 수 있는 일이 무엇인지 늘 고민해 왔습니다.

그 해결책을 모색하다가 '소 잃고 외양간 고치는 격'으로 치료에만 매달릴 게 아니라 이를 예방하기 위해 발 벗고 나서야겠다는 생각이 들었습니다. 먼저 여성들이 자신의 몸이 귀하고 소중함을 자각하도록 돕고, 여성의 평생 건강을 위해 방향을 제시하는 데 온 힘을 쏟기로 하였습니다. 그동안 산부인과 의사로서 얻게 된 지식과 경험을 바탕으로 환자들에게 쉽고 자세하게 설명하고, 청중을 상대로 한 강연, 온라인상에 올라오는 질문에 답하기, 블로그 운영하기 등 나름대로 동분서주하였습니다. 그럼에도 불구하고 아쉬움과 답답함이 남아 있었습니다. 그러다가 내 딸이라면 이렇게 권하고 싶다는 내용을 하나씩 모아서 적어 가기 시작했습니다. 이 책은 그렇게 세상에 나오게 되었습니다.

"참 아름다우세요!"

이 책을 읽는 여성분들에게 이 말을 꼭 해 주고 싶습니다. 당신의 몸, 그 모든 부분이 아름답다고 말이지요. 마음속에는 전달하고 싶은 것들과 열정이 넘치지만 표현력의 부족함을 새삼느낍니다. 그래서 혹 적절하게 표현되지 못한 부분이 있을지도모르겠습니다. 이런 부끄러움을 무릅쓰고, 소중한 딸들에게말하듯 엄마의 마음으로 적어 보겠습니다.

2019년 02월

이민아

Part 1.

내 몸은 예쁘다

Part 2.

알고, 느끼고, 사랑하라

Part 3.

성(性), 항상 최우선은 나 자신

Part 4.

꼭 알아야 할 여성 질환 이야기

Part 5.

여성의 상황별 점검 사항

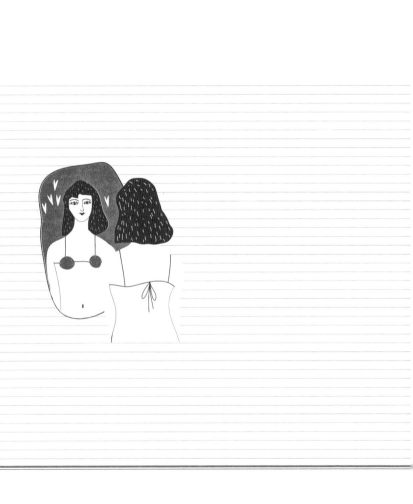

내 몸은 예쁘다

예쁘다는 말을 들으면 기분이 좋습니다.
그런데 정작 우리는 스스로의 몸에
너무 가혹한 잣대를 대고 있지 않나 생각해 봅니다.
이 책을 읽는 모든 분들께 꼭 말해 주고 싶습니다.
여자의 몸은, 그 누구의 몸이든 참 아름답다고…

나라서
아름답다

몸에 대한 건강한 자존감, 바디 이미지(body image)

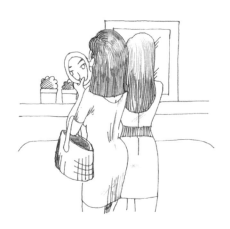

그곳을 제대로 본 적이 있나요?

"하루에 거울을 통해 얼굴을 몇 번이나 보세요?"

갑작스런 질문에 환자분은 두 눈만 깜빡 거렸습니다. 그러다 잠시 고민하는 듯하더니 "글쎄요. 딱히 세어 본 적은 없지만 꽤 많이 보는 것 같아요. 길 가다가도 거울이 있으면 슬쩍 비춰 보니까요."라고 답했습니다.

"외음부는 한 번도 제대로 본 적이 없으시죠?"

그 질문에 그제야 환자분은 고개를 끄덕이며 모니터에 비춰진 자신의 외음부를 바라보았습니다. 난생 처음 보는 자신의 외음부에 낯설고 어색한 기색이 역력했습니다. 진료실에서 모니터로 외음부의 모습을 보여 주면 대부분의 환자들은 깜짝 놀랍니다. "난 안 볼래요." 하고 손사래를 치며 거부하는 분들도 있습니다.

제가 운영하는 블로그에는 이런 고민도 올라옵니다. "저와 같은 사람은 없을 줄 알았어요. 수년 간 누구에게 말도 못하고 끙끙 숨겨 왔습니다. 너무 창피하고 수치스럽고 요즘에는 증상이 더 심해져서 일상생활이 안 될 정도입니다. 너무 보기도 싫고 죽고 싶은 심정입니다." 이렇게 자신의 몸의 일부인 외음부를 받아들이기 힘들어하는 사람도 있습니다.

만일 우리의 얼굴이 어딘가에 전시된다면 우리는 멀리서도 자신의 얼굴을 알아볼 수 있을 것입니다. 하지만 자신의 외음부는 제대로 본 적이 한 번도 없기 때문에, 낯설고 어색하게 여길 때가 많습니다.

"자세히 보아야 예쁘다, 오래 보아야 사랑스럽다, 너도 그렇다"는 「풀꽃」의 시구처럼 우리의 외음부 역시 자세히 보면 그 오묘한 아름다움에 감탄하게 됩니다.

게다가 이곳은 다른 곳보다 더 특별한 관심을 필요로 합니다. 불편해도 타인에게 보이거나 쉽게 진료를 받을 수 없는, 자신만이 관리할 수 있는 특수 영역에 속하기 때문입니다. 그럼에도 불구하고 우리는 자신의 몸에 대해 너무 무심할 때가 많습니다.

몸에 대한 자존감, 바디 이미지

'자존감'이라는 단어를 들어 본 적이 있나요? '자아 존중감'의 줄임말로, 자신을 존중하고 사랑하는 마음을 뜻합니다. 최근에는 자존감을 높이는 방법이나 이와 관련된 책들이 많은 이들의 관심을 끌고 있습니다. 그렇다면 우리 몸에 대한 자존감은 어떨까요?

자신의 몸에 대해 생각하고 반응하는 가치, 즉 몸에 대한 자존감을 '바디 이미지(Body image)'라고 합니다. 바디 이미지는 어린 시절부터 형성되고, 성인이 되어서도 지속됩니다. 특히 자신의 몸에 대한 바디 이미지는 성생활에도 커다란 영향을 미친답니다.

이와 관련하여 성 심리를 오랫동안 가르쳐 온 호주의 홍성묵 교수님은 성상담을 할 때 제일 먼저 다음과 같은 과제를 내주신답니다.

"자신의 성기를 그려 오세요."

남자든 여자든 자신의 성기를 아주 자세하게 관찰하고, 실제 모양과 유사하게 색칠까지 해서 제출해야 합니다. 자신의 몸을 아는 것이 가장 기본으로서 중요하다는 사실을 가르치기 위함입니다.

몇 년 전 커플 간의 성 문제를 치료했던 T라는 여성이 생각납니다. 얼굴도 무표정일 뿐만 아니라 자신의 몸과 그 감각에 대하여 너무도 무지하고 반응이 없는 분이었습니다. 처음부터 시작하는 마음으로, 자신의 성기를 거울로 보고 가능하면 본 그대로의 모습을 그림으로 그려 오라는 숙제를 내주고 일주일 후 다시 면담을 하였습니다.

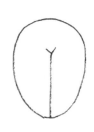

A4 용지를 접어서 쭈뼛거리며 살며시 내미는 T 여성이 그린 자신의 성기는 동그란 원에 위에서 아래로 선을 한 줄 그은 아주 단순한 그림이었습니다. 자신이 생각하는 외음부의 모양이 너무도 단순하였고 본인은 거울로 자신의 성기를 보아도 그 외에는 아무런 생각이 안 든다고 호소하였던 기억이 납니다. 올바른 바디 이미지를 구축하는 게 매우 중요하다고 생각하는데, 특히 여성으로서 자신의 몸을 발견하고 알아 가는 사춘기 시절에는 더욱 그렇습니다.

"참 아름답구나!"

언젠가 초경을 막 시작한 아이가 엄마와 함께 건강검진을 받기 위해 병원에 방문한 적이 있습니다. 두 손을 꼭 잡고 방문한 모녀의 모습이 지금도 머릿속에 깊이 남아 있습니다. 이제 막 여자로서 새로운 관문에 들어선 아이에게 외음부의 모습과 초음파를 통한 자궁의 모습도 보여 주었습니다. 여자로서 참 아름답고 건강한 자궁과 외음부를 가지고 있다고 말해 주었습니다. 전문가에게 들은 건강한 한마디가 그 아이의 일생에 좋은 자존감을 형성할 것이라는 확신으로 항상 실행하고 있습니다.

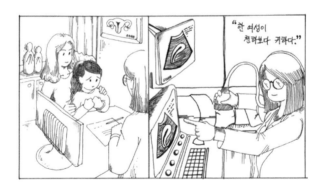

생각해 보면 우리는 자신의 외모에 대한 타인의 평가에 참으로 민감하게 반응합니다. 평소에 잘 아는 사람이든 모르는 사

람이든 "너 눈이 참 예쁘구나."라는 말을 들으면 하루 종일 기분이 좋고, 무의식중에 '나는 참 예쁜 눈을 가졌어.'라고 생각하게 되지요. 반면 "너는 다 예쁜데 코가 좀 낮다."라는 말을 들으면 거울을 볼 때마다 신경이 쓰이고, 급기야는 성형수술로까지 이어지기도 합니다.

저 역시 그런 경험이 있습니다. 어느 날 진료를 하는데 환자분이 불쑥 이렇게 말하는 겁니다. "원장님은 다 좋은데 코만 수술하면 미인 축에 들겠네요." 강력한 메시지였고, 저 역시 순간 '그런가?' 하고 거울을 들여다보았지요. 그러나 이내 "저는 제 코에 만족해요. 기능도, 모양도 모두 만족하기 때문에 수술할 생각이 없답니다."라고 웃으며 대답했습니다. 일반적인 기준으로 보면 정말 못생긴 코를 가진 사람이 자신감 넘친다면 우습게 생각할지 모르지만, 저로서는 자신 있게 대답한 후 한 번도 수술 생각을 한 적이 없습니다.

그렇지만 지금까지 그 말을 잊지 못하는 걸 보면 사람은 누구나 자기 몸의 특정 부위에 대한 평가를 들으면 그 사람뿐만 아니라 당시의 상황이나 자신의 반응까지 생생하게 기억하는 모양입니다. 얼굴도 그렇지만 특히 여성성을 나타내는 가슴이나 성기에 대한 타인의 말 한마디의 힘은 평생 잊지 않을 정도로 더욱 큽니다. 문제는, 올바른 바디 이미지가 형성되지 않을 경우 타인의 평가에 속수무책으로 휘둘릴 수 있다는 점입니다.

되돌릴 수 없는 선택

어느 날 20대 초반의 젊은 여성이 병원을 찾았습니다. 한참을 울먹이며 말 못하던 여성은 1년 전 어느 병원에서 소음순 성형 수술을 받았는데 자신이 예상했던 결과가 아니라고 이야기했습니다.

"선생님, 다시 되돌릴 수 있을까요?" 울먹이며 호소하는 환자를 일단 다독인 후 상태를 확인했습니다. 놀랍게도 환자분의 소음순은 하나도 남지 않고 모두 제거된 상황이었습니다. 나도 모르게 말문이 턱 막히고 말았지요.

소음순은 여성의 성기 중 일부이며, 질 입구를 덮어서 보호하는 기능을 합니다. 물속에 들어갔을 때 질 내부로 물이 바로 들어가지 않도록 막아 주는 것도 소음순입니다. 그런데 이 젊은 여성은 소음순을 모두 제거하는 바람에 이러한 기능이 제대로 작용하지 않고 있었습니다. 물속에 들어가면 질 내부로 물이 들어와서 수영장이나 목욕탕에 갈 때마다 불편을 느꼈고, 질에 보호막이 없으니 생리대를 하거나 속옷에 닿아도 점막 부위가 잘 헐어서 아프기도 하답니다.

그녀는 재건수술을 간절히 바랐으나 저 역시 해 줄 수 있는 게 없었습니다. 수술이 덜 되어 마음에 안 들거나 불편하면 다시 하면 되지만, 이미 제거된 부분을 어디서 만들어서 붙일 수는 없는 노릇이라 그 환자분은 이러지도 저러지도 못한 채 아쉬운 얼굴을 하고 돌아갔습니다.

"전 제 그곳이 싫어요!"

최근 소음순 수술을 문의하는 이들이 부쩍 늘었습니다. 최근 찾아온 20대 중반의 환자분도 소음순 수술을 원했지요. 물론 상황에 따라 치료나 수술이 필요한 경우도 있습니다. 여성의 외음부는 대음순과 소음순으로 나누어져 있는데, 선천적으로 소음순이 유독 큰 사람이 있습니다. 그런 경우 소변을 볼 때나 꽉 끼는 옷을 입을 때 불편함을 느껴서 수술을 하기도 하지요.

하지만 그녀는 딱히 수술이 필요해 보이지 않았습니다. 그래도 혹시 몰라서 조심스레 물어보았지요.

"혹시 소음순 때문에 평상시 불편함을 느끼시나요?"

그러자 그녀는 그건 아니라고 했습니다. 머뭇거리던 그녀의 입에서 뜻밖의 말이 나왔습니다.

"전 제 그곳이 싫어요….."

그녀는 자신의 외음부가 크고 징그럽게 생겨서 싫다고 말했습니다. 저는 수술을 결정하기에 앞서 대화가 필요하다고 생각했고, 그녀와 꽤 긴 이야기를 나누었습니다. 그리고 모든 원인이 바디 이미지에 있음을 알게 되었습니다. 결국 그녀는 수술만이 해결책의 전부가 아니라는 것을 깨달았습니다.

대부분의 여성들은 10대 초반 혹은 중반 사춘기 시절에 몸의 변화를 감지하게 됩니다. 여성호르몬의 영향으로 성기가 확실해지고 색도 선명하고 진해집니다. 그리고 가장 가까운 사람에게 찾아가 고민을 털어놓지요. 그 상대는 주로 어머니나 친구일 때가 많습니다. 그녀 역시 자신의 어머니에게 외음부를 보여 주었는데, 그녀의 어머니는 왜 이렇게 크고 검게 생겼냐며 부정적인 반응을 보였다고 합니다. 이로 인해 그녀는 자신의 성기에 대해 부정적인 이미지를 갖게 되었지요. 저는 그녀에게 사람마다 피부색이 다르듯 소음순의 색도 다르고, 크기 역시 제각각이라고 말해 주었습니다. 표준화된 모양은 없으며, 모두 다르게 생겼다고 덧붙였지요.

그녀 외에도 진료를 하다 보면 생각보다 많은 여성이 외음부에 대해 부정적인 이미지를 갖고 있어서 놀랄 때가 많습니다. 이러한 바디 이미지 형성에는 처음 자신의 성기나 외음부를 보고 반응하는 사람의 말과 태도가 결정적인 역할을 합니다. 그게 부모님이든, 산부인과 의사든, 남자 친구이든, 남편이든 간에 말이지요.

여성 성형 돌풍의 이면에 감춰진 이야기

최근에는 그렇게 꽁꽁 감추어 놓았던 여성의 외음부에도 외모지상주의가 불어와 여성 성형이 돌풍을 일으키고 있습니다. 외음부마저 표준화된 아름다움이 있는 것처럼 이야기하면서, 그 모습과 다르면 이상하게 느끼도록 부추기지요.

'소음순의 양측은 대칭이어야 하고, 연한 핑크빛을 띠어야 한다. 주름진 것은 모양이 예쁘지 않으니 없애고 팽팽하게 해 줘야 한다.' 여기에 '순결'이라는 이름의 마케팅까지 가세하여 소음순이 검은색이면 경험이 많은 여성이니 온갖 방법으로 미백 효과를 내어 희고 순결하게 보여야 한다고 부추깁니다.

이러한 마케팅 언어들이 난무하는 상황에서 자신의 몸에 대한 정확한 가치관이 없는 경우, 쉽게 '그런가?' 하고 그들의 말에 휩쓸려 마케팅의 대상이 돼 버리곤 합니다. 어쩌면 이것은 서로 다름을 인정하거나 존중하지 않고 특정 방식을 요구하며, 눈에 보기 좋은 것만 강요하는 사회 분위기와 관계가 깊은지도 모릅니다.

물론 성형수술이 모두 나쁜 것만은 아닙니다. 상담과 진찰을 해 보면 수술이 필요한 사람도 있습니다. 소음순의 비대칭이 너무 커서 옷을 입을 때 너무 심하게 불편해하거나 소변을 볼 때 한쪽으로 흘러나와서 일상생활에 지장을 주는 경우가 그렇습니다.

F양은 우측 소음순이 좌측에 비해 기형적으로 크고 길 뿐만 아니라 우측 소음순이 옷에 닿아 자주 헐고 생리 이후에는 매달 상처가 나는 것이 반복되어 본인이 볼 때나 의료인이 볼 때도 수술을 하는 것이 좋겠다고 생각하여 수술 후 아주 행복하고 자신 있게 생활하고 있습니다. 이처럼 수술을 해서 성적인 자존감을 회복할 강한 확신이 드는 경우에는 반드시 필요합니다.

건강한 바디 이미지를 갖춘 사람은 자신의 몸과 얼굴이 갖는 독특한 개성을 중시합니다. 또 스스로가 타인과 다른 중요한 개체임을 인식하지요. 사회 역시 다양한 이들이 서로 조화를 이루어야 진정 건강한 사회라고 볼 수 있습니다.

건강한 바디 이미지를 구축하는 다섯 가지 방법

그렇다면 건강한 바디 이미지를 구축하는 방법에는 무엇이 있을까요? 추천하는 방법은 다음과 같습니다.

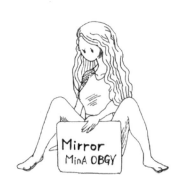

　첫째, 어린 시절부터 여자아이에게 자신의 몸이 아름답고 소중하다는 걸 기회가 닿는 대로 말해 줘야 합니다. 여기에는 얼굴과 몸뿐만 아니라 성기도 꼭 포함되어야 합니다.

　둘째, 생리가 어떤 의미를 갖는지 그 소중함에 대해 알아야 합니다. 귀찮고 성가신 것이 아니라 자신의 건강을 체크할 수 있고, 나아가 생명을 잉태하기 위한 준비 과정 중 하나임을 배워야 합니다.

　셋째, 청소년기에는 자신의 성기를 관찰하고 만져 볼 수 있게 교육하고, 정상적인 상태를 스스로 알게 하여 훗날 이상이 생길 경우 자신이 제일 먼저 발견할 수 있게 해야 합니다.

　넷째, 생리혈이 과다하거나 무월경이 지속되는 경우, 생리통이 심한 경우에는 바로 진료를 받는 것이 정상이며, 여성이(남성이) 여성을 진료하는 산부인과에 가는 것이 전혀 이상한 것이 아님을 알려 주고 가르쳐 주는 문화가 형성되어야 합니다.

다섯째, 성적인 응급상황 즉 불필요한 임신과 성병에 노출되지 않도록 지속적으로 교육하여 어떤 경우인지 항상 알고 있어야 합니다.

개인의 가치관은 사회문화적인 영향을 받습니다. 성적인 가치관은 더욱 그렇습니다. 따라서 건강한 바디 이미지의 구축은 개인과 사회가 같이 관심을 가져야 가능한 일입니다. 개인이 건강해야 나라가 건강하고, 이 사회도 건강해집니다. 여성이 건강한 가치관을 갖는 일은 꾸준히 지속되어야 할 일입니다.

◆똑같지 않아서
다행이야

아름다움에 대한 나만의 기준 갖기

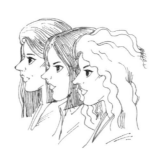

모두가 똑같아야 하는 세상

아름다운 얼굴은 어떤 것일까요? 대부분의 여성들은 아름다움에 한 발이라도 더 다가가기 위해 피나는 노력을 합니다. 이에 발맞추어 성장한 성형사업 덕분에 성형외과가 많은 강남에 가면 성형미인들이 줄을 서듯 비슷한 얼굴을 하고 다닙니다. 수술 후 마스크를 쓰고 다니는 여성도 많지요.

저는 진료실에서 많은 20대~30대 여성을 만납니다. 볼록한 이마를 선호하여 지방이식이나 필러를 주입하고, 눈은 앞뒤 트임을 포함한 쌍꺼풀 수술, 안구는 색깔이 진한 서클렌즈를 끼고, 눈 밑은 애교살이라는 이름으로 필러를 넣고, 입술은 아랫입술을 두툼하게 만드는 물질을 넣습니다. 그래서 차트를 보고 이름을 불러 봐야 서로 구분이 됩니다. 사람을 기억하는 포인트는 개인이 가지는 얼굴의 특징, 이미지 등인데 모두가 비슷해서 구분이 어려워진 것이지요.

남의 떡이 더 커 보인다는 속담이 있지요? 사람은 원래 불완전한 존재라서 자기가 가진 것에 만족하지 못하고 갖지 못한 수많은 것들을 원하고 희망하며 사는 존재인가 봅니다.

물론 우리가 자라 온 환경도 무시할 수 없습니다. 어릴 적부터 받은 획일화된 교육과, 옆의 친구들과 공존하기보다는 상대를 이겨야 내가 생존한다는 입시 경쟁 속에서 우리는 몸과 인격이 형성되는 중요한 시간을 보냈습니다. 이러한 환경 속에서 자연스럽게 상대와 나를 비교하는 데 익숙해진 것이지요. 외모가 너무 특출 나거나 남들과 같지 않으면 이상하게 생각하고, 특정한 모양을 표준으로 삼아 정상이라고 생각하는 잣대는 특히 비만이나 장애를 가진 이들에게 혹독한 상처를 안겨 주기도 합니다.

게다가 어릴 적부터 배운 '단일민족'이라는 가치관은 우리나라를 세상에서 가장 인종 차별이 심한 나라로 만들었습니다. 외모가 다르다고 다른 사람의 삶에 피해를 주는 것도 아니고, 그들 역시 누군가의 소중한 부모요 자식이며 가족임을 생각한다면 이러한 잣대가 얼마나 잔인한지 깨달을 수 있습니다. 무엇보다 이러한 잣대는 스스로의 자존감에도 상처를 주게 됩니다.

그대로의 아름다움

여러분은 자신의 몸에 대해 어떻게 생각하나요? 대부분의 여성들은 부족한 부분을 먼저 떠올리고는 아쉬워합니다. 그래서 피부가 검은 사람은 미백 효과를 내기 위해 온갖 화장품을 바르고 레이저 시술도 받습니다. 또 자외선에 노출되는 것을 꺼려해서 야외 활동을 할 때에는 거의 복면에 가까운 것들로 얼굴을 감싸고 다니기도 합니다. 반면 피부가 하얀 사람들은 조금이라도 더 건강하고 탄탄하게 보이기 위해 일부러 일광욕이나 태닝을 하기도 합니다.

사실 아름다움의 기준은 나라와 문화, 시대마다 다릅니다. 우리나라 여성들은 잘록한 허리에 짧은 치마로 엉덩이 부위를 가능하면 감싸고 숨기려 하고 깡마른 바비인형 같은 다리를 내놓고 다니는 것을 선호합니다. 서양의 여성들은 내 엉덩이가 이렇게 멋지고 자랑스럽다고 이야기하듯 히프선이 드러나는 옷을 즐겨 입습니다.

미국에서 공부하는 큰딸과 대화를 하면서 몸에 대한 문화적인 차이를 듣곤 합니다. 한 국 스타일을 볼 때면, 날 씬한 몸에 대한 사회적인 압박을 느낀다고 합니다. 미국에서는 비만이 자랑 은 아니지만 날씬하든 비 만하든 자신의 몸매를 일 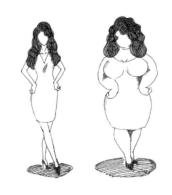 부러 가리고 감추기보다는 풍만한 골반과 허벅지 등을 강조하 거나 드러내 놓는 등 마치 "내 몸이 어때서?"라고 말하는 듯하 다고 합니다.

　사람이라면 누구나 더 젊고 아름답게 보이기를 원합니다. 하 지만 다른 사람을 따라 하는 것보다는 나만의 아름다움과 개 성, 독특함을 만들기 위해 노력하는 것이 더 건강한 자존감이 아닐까 생각합니다. 이러한 자존감이 개인에서 사회로 퍼져 나 간다면 개개인의 개성과 독특함을 인정하고 그 아름다움을 존 중하는 사회로 나아가지 않을까요? 남과 다른 외모를 나만의 개성으로 자랑스럽게 여기고, 내 몸을 사랑하고 당당하게 보이 는 태도가 진정 여성을 아름답게 만들어 준다는 것을 잊지 않 았으면 합니다.

건강한 몸이 곧 아름다운 몸

"좀 더 자신의 몸을 소중히 여기고 자주 보고 만지고 관리하세요."

병원을 찾는 여성들에게 늘 하는 말입니다. 다른 사람의 눈에 잘 보이기 위해서가 아니라 여성으로서의 자신감과 자존감, 건강을 지키기 위해 몸과 마음을 건강하게 가꾸라는 이야기입니다. 가장 기초적인 건강 관리법은 다음과 같습니다.

우리는 중력의 영향을 받으며 늘 긴장하고 살기 때문에 적절한 운동과 스트레칭은 필수입니다. 하루에 단 10분의 스트레칭을 지속한다면 오십견이 없을 것이라는 정형외과 선생님의 말씀이 기억납니다. 그만큼 작은 관심과 태도가 중요합니다.

자신감이 넘치는 곧은 자세와 굽지 않은 척추, 크기와 상관없이 탄탄한 가슴선, 과도한 식욕이나 게으름으로부터 자신을 관리하여 너무 비만하지 않은 복부와 허리를 갖는 것을 목표로 삼으면 좋을 듯합니다. 특히 바르지 못한 굽은 자세는 몸의 불필요한 공간에 지방이 축적되게 만들어서 보기에 안 좋을 뿐 아니라 척추와 골반의 불균형으로 허리와 골반의 통증을 야기하게 됩니다. 이러한 통증이 지속되면 근육은 더 긴장하게 되고, 연쇄적으로 목, 어깨, 허리, 고관절, 무릎, 발목 등으로 통증이 전달되면서 나중에는 심한 체력 저하로 이어집니다.

특히 여성은 살아가면서 임신과 분만이라는 특수한 상황을 맞게 됩니다. 임신을 하면 분만을 준비하는 릴락신이라는 호르몬이 분비되어 모든 관절을 느슨하게 만듭니다. 또한 체중도 증가하여 허리에 가는 부담이 평소의 서너 배나 증가하는데, 삐뚤어지고 왜곡된 몸에서는 이러한 신체 변화가 상황을 더욱 악화시킵니다. 심한 경우 자연분만이 어려워질 뿐 아니라 분만 이후에도 평생을 고생하면서 살아갈 수 있습니다.

체중보다 중요한 근육

많은 여성들이 다이어트를 위해 체중을 줄이는 데 몰두합니다만, 그보다 더 신경을 써야 하는 것이 있습니다. 바로 적절한 근육량을 유지하는 것입니다. 우리의 몸은 평생 동안 중력의 영향을 받는데, 이를 견뎌 내는 건강한 근육을 만드는 것이 중요합니다. 최근에는 남녀 모두에게 11자 복근 등이 유행하며 너도나도 복근을 만드는 데 열심입니다. 물론 복근도 중요하지만 저는 무시되고 소외되는 골반 근육에 대해 이야기하고자 합니다.

여성의 골반 근육은 자궁과 난소 등 여성의 생식기관을 보호하고 감싸는 아주 중요한 근육입니다. 겉으로 보기에는 히프라인으로 보이며, 외음부와 항문을 감싸는 정도로 보이지만 골반은 허벅지로 이어집니다. 허벅지 근육은 우리 몸에서 가장 크고 대사와도 관련이 깊습니다. 허벅지의 근육이 크고 단단할수록 기초대사량이 높고 인슐린 저항성 역시 감소하여 비만과 당뇨 등 각종 성인병으로부터 우리 몸을 보호할 수 있습니다.

이렇게 건강함을 동반한 아름다움을 자랑스럽게 여기기는커녕 우리는 자꾸만 숨기려고 합니다. '더 가늘게, 더 날씬하게'라는 주문에 사로잡혀 과도한 다이어트는 물론 근육축소술도 마다하지 않습니다.

저는 약 2,000건 이상의 분만과 500건 이상의 제왕절개를 집도했습니다. 그 과정에서 느낀 것은 우리나라 여성들의 체력이 너무 약하다는 것입니다. 우리나라 현실이 그렇기도 합니다. 어린 시절에 많은 운동으로 체력을 다져야 하는데 유치원 때부터 고등학교 때까지 온갖 사교육과 입시 준비에 시달리고, 특히 중요한 청소년기에는 극심한 스트레스를 받으며 대입을 준비하니 체력을 기를 여력이 있을까요? 게다가 최근에는 대학에 입학해서도 취업난에 시달리고, 취업 이후에는 밤낮없이 일하느라 우리네 청년들은 근육 향상과 체력 강화는커녕 결혼이나 임신도 엄두를 내지 못하는 지경에 이르렀습니다. 이런 상황 속에서 아름다움이라는 잣대에 이중으로 스트레스를 받는 여성들을 보면 안타까운 마음이 큽니다.

자크 아탈리의 『언제나 당신이 옳다』라는 책에 이런 구절이 나옵니다. "급변하는 시대… 기회와 가능성이 열려 있는 시대에 자기 자신이 되어 이기심이 아닌 각자의 고유한 가치에 따라 의미 있는 삶을 추구해야 합니다. 자신의 가치관을 지켜 자존감을 높이고, 재능과 열정에 따라 행동하며 타인에게 종속되지 마세요." 남의 눈이 아닌 자신의 건강을 위한 아름다움을 추구하세요. 사실 우리는 그 모습만으로도 충분히 아름답답니다.

◆불결하다고?

부정적 편견과 맞서 싸우기

오래된 편견과 맞서 싸우기

사진관 앞을 지날 때의 일입니다. 평소라면 그냥 스쳐 지나 갔을 텐데 그날은 신호에 걸려 그 앞에서 멈춰 서게 되었습니 다. 신호가 바뀌기를 기다리며 유리창 너머로 사진들을 보다가 문득 어린 시절 수없이 보았던 집안의 자랑거리로 벽에 걸렸 던 백일 사진, 돌 사진들이 생 각났습니다.

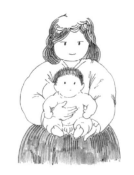

특히 지금의 40대~50대 이 상 여성들은 남아선호사상으로 가득한 시대를 살아왔습니다.

저 역시 예외는 아니었지요. 위로 오빠와 아래로 남동생이 있습니다. 하지만 오빠가 있음에도 불구하고 둘째로 태어난 제가 딸이라는 이유로 할아버지께서는 화를 내시고 식사도 거르실 만큼 상심하셨다고 합니다. 그러니 태어난 저나 딸을 낳은 제 어머니의 심정이 얼마나 참담했을까요. 이런 문화 때문인지 백일 사진이나 돌 사진을 보면 사내아이들은 모두 옷을 벗기고 자랑스럽게 성기를 노출한 채 기념사진을 찍지만, 여자아이를 그렇게 찍은 사진은 지금껏 단 한 번도 보지 못했습니다.

물론 요즘이야 세상이 많이 바뀌었고 우리가 어릴 적 보았던 종류의 사진은 구경하기 힘듭니다만, 나이가 지긋하신 어른분들은 이런 의문을 가진 적이 있으신가요? 어쩌면 이런 오래된 편견들이 여성들의 생식기에 대해 그릇된 편견을 낳는지도 모르겠습니다.

앞서 여성들이 자신의 몸, 특히 생식기에 대해 잘 모른다는 이야기를 했습니다. 나아가 부정적인 이미지를 갖고 있는 사람들이 많죠. 여성의 생식기는 눈에 띄지 않고, 불편해도 쉽게 노출되지 않는 곳이라 우리의 관심을 받기가 어렵습니다. 게다가 오랫동안 이어져 온 남아선호사상의 영향으로 여성의 성기는 부정적이고 불결하다는 편견이 아직 남아 있는지도 모르겠습니다.

"산부인과는 지저분해."

생각보다 여성의 생식기에 대한 편견은 사회 전반에 널리 퍼져 있습니다. 제가 산부인과 레지던트로 수련받던 시절에도 그런 일을 겪었죠. 수술실에서 응급 제왕절개술을 준비하던 중 타과를 전공하는 선배가 지나가면서 하는 말을 우연히 듣게 된 겁니다.

"산부인과는 지저분해~!" 그 말을 듣는 순간 얼마나 속상하고 화가 났던지, 지금도 그 말을 잊지 못합니다. 양수가 터지고 출혈을 하는 와중에 건강한 아이를 분만하기 위해 산모의 생명을 걸고, 의료진은 혼신의 힘을 다해서 응급상황을 대처하느라 뛰고 있을 때 들은 소리라 더 충격이 컸던 것 같습니다.

여성은 매달 배란기에 분비물이 증가하고 일정 기간마다 생리혈을 내보냅니다. 생리혈은 그 특성상 일반 혈액보다 냄새가 강합니다. 선배는 아마도 이 모든 걸 통틀어 불결하고 더럽다고 생각했는지도 모르겠습니다.

하지만 그건 진정 더러운 것과 생리적이고 중요한 인체의 현상을 구분하지 못하기에 내뱉은 말이라고 생각합니다. 아마 선배가 아니었다면 "너도 네가 말하는 그 지저분한 곳에서 태어났어!"라고 쏘아붙였을지도 모릅니다.

생명이 태어나는 그 모든 과정을 소중하게 여기는 것이 진정한 인권이요, 생명에 대한 사랑입니다. 인권이 소중한 건 누구나 알고 있지만, 정작 인간의 가장 기본적 권리인 생명의 존재와 그 탄생의 과정에 대해선 왜곡된 편견을 가진 채 살고 있는 것 같습니다.

너무 미워하지 마세요

그래서일까요? 여성 스스로도 분비물이나 생리혈에 대해 더럽고 불결하다는 편견을 지닌 경우가 많습니다.

"선생님, 분비물이 나오지 않게 하려면 도대체 어떻게 해야 하나요?"

생명의 전화 상담원 교육을 위한 강의 중에 위와 같은 질문을 받았지요. 질의응답 시간에 상담사로 참석한 한 수녀님이 손을 들고 한 질문에 많은 상담원님들이 호기심 어린 눈으로 저를 바라본 기억이 납니다. 그때 전 이렇게 답했습니다.

"만약 입안에 침이 없다면 어떻게 될까요? 말도 제대로 못하고, 음식도 먹기 힘들 거예요. 코에 콧물이 없으면 바이러스와 먼지의 공격에 속수무책으로 당하겠죠? 기관지에 가래가 없으면 폐렴에 걸려 사망할 위험이 엄청나게 높아질 테고, 피부에 피지샘이 없으면 건조해진 피부를 긁느라 잠도 못 잘 거예요."

아무 말도 못하고 저를 바라보는 상담원님들과 눈을 마주치며 말을 이어 갔습니다.

"분비물이 다 나쁜 건 아니에요. 그곳도 내 소중한 몸의 일부인데, 그곳에서 나오는 것들을 너무 미워하지 마세요."

최근 질염으로 고생하며 치료받는 환자분은 선생님 말씀대로 헐렁한 옷을 입고, 날씨가 무더워 선풍기 바람을 쐬고 있는데 외음부 방향에 선풍기 바람이 닿으니 쓰린 듯 건조한 듯 불편했다고 하소연했습니다. 여성의 외음부는 점막과 맞닿아 있어서 비데만 세게 사용하거나 화장지로 심하게 닦아도 상처를 입을 만큼 약한 조직입니다.

만일 비슷한 조직인 입안의 점막도 우리가 세게 닦거나 입을 벌리고 선풍기 바람을 5분만 쐬어도 건조하고 견디기 힘들 것입니다. 그래서 저는 외음부를 세정 후 드라이로 말리는 것도 피해야 할 일이라고 가르쳐 주곤 합니다. 모든 피부, 특히 약한 피부일수록 씻고 난 후 수분을 톡톡 두드려서 자연스럽게 말리는 것이 가장 안전합니다.

이건 실제로 많은 여성들에게 들려주고 싶은 이야기이기도 합니다. 여성이 생리를 하고 분비물을 내보내는 것은 아주 정상적인 활동입니다. 새로운 생명을 잉태하기 위한 평생의 수고와 변화를 나타내는 증상들이지요. 여성은 누구나 사춘기 때부터, 아니 태아 때부터 다음 생명을 잉태하기 위한 준비를 하고 있습니다. 사춘기가 되면 최소한의 준비가 되었다고 생각하고 몸이 성호르몬을 분비하기 시작하죠. 그 성호르몬의 반응이 바로 정상적인 분비물과 생리입니다.

이런 긍정적인 신호가 다가오면 우리는 견디기 힘들어하고 귀찮아합니다. 또 불결하다고 생각하여 자주 씻어 내곤 하죠. 어떤 사람은 강박적으로 손을 씻는 것처럼 생식기를 씻기도 하는데, 결국 피부의 정상 조직이 변하여 염증과 가려움이라는 악순환에 빠지고 맙니다.

여자라서 불편한가요?

"정말로 너무 억울해요, 선생님. 여자로 태어나서 이런 불편을 겪는다는 게요." 최근에 부모와 함께 내원한 고등학생은 자리에 앉자마자 불만을 터트렸습니다. 고3 수험생인데 외음부가 너무 가려워서 공부에 집중할 수 없다고 했습니다. 학생의 엄마는 온갖 병원을 다녔는데도 낫지 않는다며 한숨을 내쉬었고, 학생의 아빠는 여기저기서 치료해 봤지만 비용만 많이 들고 차도가 없었다고 했습니다.

진료를 해 보니 외음부염과 회음 피부의 가려움을 동반한 질환이었습니다. 그러나 본인과 가족은 쉽게 보지 못하는 부위라 상당 기간을 방치하다가 불편함이 심해지자 그제야 여기저기 병원을 찾은 것입니다. 그마저도 질환에 대한 이해나 여성 외음부의 특성을 잘 이해하지 못해 청결을 유지하라는 잘못된 조언을 건넨 탓에 강박적으로 외음부를 씻어서 외음부 피부에 변화가 온 상황이었습니다. 원래는 아주 간단한 치료로 해결될 수 있는 문제였는데, 일이 커진 경우였죠. 학생은 대놓고 긁지도 못하고 가려워서 공부도 할 수 없다며, 자신이 여성인 게 너무 싫다고 말했습니다.

저는 일단 환자를 안심시키고 정상적인 현상과 비정상적인 증상을 구분하여 설명해 주었습니다. 약간의 치료와 습관을 바꾸면 조만간 정상적인 상태로 돌아갈 거라고 설득하고 치료에 들어갔죠. 다행히 몇 번의 상담 후 상태가 호전되어 학생과 가족 모두 행복한 마음으로 돌아갔습니다.

다음은 그 학생이 치료를 받고 온라인상에 올려놓은 글입니다.

"올해 초부터 외음부 가려움으로 힘든 시간을 보냈던 경험자로서 저와 비슷한 증상을 겪고 있는 분들에게 빠른 시일 내에 진료를 받을 것을 권합니다. 곧 나아지겠지 하는 안이한 생각으로 병을 더 키웠고 여기저기를 다니며 더 이상 치료가 불가능하다는 말을 듣고 하늘이 무너지는 것 같았습니다. 그 후 미나여성의원 블로그를 보고 용기를 내어 진료를 받고 치료받아 지금은 완전히 나았습니다. 증상이 초기 단계이신 분들은 부끄러워 말고 빠른 시일 내에 진료를 받는 것이 병을 악화시키지 않는 것이며 오랫동안 고생했던 분들은 용기를 잃지 마시고 치료해 보세요. 원장님의 처방대로 잘 따른다면 누구나 나을 수 있습니다."

이분은 치료를 마치고 너무 고마워하면서 어떻게 은혜를 갚을지 생각하다가 자신처럼 고생한 사람들을 위해서 솔직한 댓글을 달았다고 합니다. 그 글을 보고 지금도 많은 분들이 용기를 내어 진료실을 찾고 있습니다.

의사로 지내오면서 생각보다 이런 상황을 자주 접합니다. 그런데 이것이 과연 여성 개개인의 문제일까? 스스로에게 되물으면 고개를 젓게 됩니다. 사회적인 시각 역시 생리혈이나 분비물을 숨기고 감춰야 하는 대상으로 보는 탓에, 여성들은 불편함이 생겨도 선뜻 말하지 못하고 병원에 가는 것도 주저하다가 상황이 악화된 후에야 전문가를 찾는 실정입니다.

이럴 때 저는 깨끗함과 위생이란 무엇인지, 여성의 청결이란 무엇인지 고민해 보았습니다. 제가 정의 내린 여성의 청결은, '여성으로서 생명을 잉태할 준비를 하면서 정상적인 생리 현상을 있는 그대로 받아들이는 마음과 몸의 상태'입니다.

중요한 것은 마음도 자신의 몸을 건강하게 받아들이는 일입니다. 우리는 자신이 존재하는 것을 알고 이해하는 자존감을 가지고 살고 있습니다. 이러한 자존감이 무너지거나 약해지면 자신만이 아니라 주변 사람들에게도 큰 고통을 줄 수 있음을 명심해야 합니다.

◆내 몸이 내는 소리에
귀 기울이기

아는 만큼 보이는 우리의 몸

자신의 몸에 대해 알고 대처하기

여성의 호르몬은 한 달, 즉 생리 주기를 기준으로 변합니다. 한 달 동안 거의 매 순간 호르몬의 상태가 바뀌고, 그 결과로 분비물의 상태가 변하는 것입니다. 물론 타고난 신체 구조, 즉 자궁경부의 모양과 상태 역시 분비물에 영향을 줍니다. 이 또한 개인차가 커서 자궁경부가 헐어 있는 경우(전문 용어로는 '미란(糜爛)'이라고 합니다) 평상시에도 분비물이 많은 편입니다. 물론 미란 자체가 병은 아니지만 간혹 미란이 너무 심해서 일상생활이 불편하다는 분들도 있고, 전혀 미란이 없는 분들도 있습니다.

자궁이나 외음부 등 여성의 생식기는 저마다 모양이 다르고

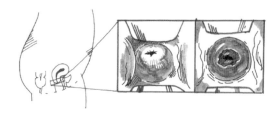

상태도 다릅니다. 그래서 저는 진료를 받으러 온 여성들에게 자궁경부를 촬영하여 보여 주면서 자신의 몸을 잘 이해하고 받아들일 수 있도록 돕고 있습니다.

여성의 생식기는 보이지 않는 곳이기 때문에 이해하기 힘들고 정상과 비정상을 구분하기도 어렵습니다. 자신의 기본적인 구조나 상황을 알고 있다면, 어떤 변화가 있을 때 이를 빨리 발견하여 전문가의 도움을 곧바로 받을 수 있습니다.

없으면 안 되는 분비물 이야기

앞서 이야기한 것처럼 생식기에서 나오는 분비물은 더럽고 불결한 것이 아니라 지극히 정상적인 것입니다. 우리는 먼저 여성의 질과 외음부의 특수성에 대해 알아야 합니다.

여성의 질과 외음부는 다른 부위와 달리 피부와 점막이 연결되는 곳입니다. 피부는 다른 피부의 연장이지만 점막은 항상 촉촉하게 젖어 있는 기관이지요. 이런 곳이 우리 몸에 두 군데 있는데, 바로 입술과 외음부입니다. 여성의 외음부에 있는 대음순과 소음순에 '입술 순(脣)'자가 들어가는 것도 바로 이런 이유에서입니다.

우리 입안에 있는 정상적인 균들과 침의 성분은 세균의 침입을 막고, 말을 하거나 음식을 먹을 때에도 불편하지 않게 도와주는 역할을 합니다.

질 역시 마찬가지인데, 평상시에는 질 점막에 정상적인 분비물이 소량 존재하다가 배란기가 되면 맑고 끈적이는 분비물을 내보냅니다. 이때 진료를 하면 자궁 경부가 열리고 점액질이 코팅되어 있는 것처럼 관찰됩니다.

의학적으로는 정액이 질을 잘 통과하게 돕고, 정자가 나팔관까지 이동하는 동안 영양을 공급하기 위해 배란기 때 분비물이 증가한다고 알려져 있습니다. 이러한 분비물을 채취하여 관찰하면 점액성이 강하여 끈적이고 길게 늘어지는 모습을 관찰할 수 있습니다. 이를 말려서 현미경으로 보면 여성호르몬의 영향으로 야자수 가지와 같은 모양을 낸다고 해서 'palm leaf reaction'이라고 부릅니다.

따라서 평소보다 분비물의 양이 증가할 경우, 정상적인 배란과 난소의 호르몬 합성에 의한 것일 수 있습니다. 이때는 특별한 증상 없이 단순하게 맑고 투명한 분비물이 증가합니다.

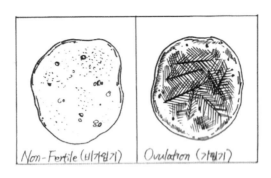

Non-Fertile (비가임기)   Ovulation (가임기)

이와 다르게 흰 두부 찌꺼기 같은 분비물이 나오고 가려움과 부기가 동반된다면 곰팡이균 때문일 수 있고, 비린내 같은 냄새가 심한 경우에는 잡균에 의한 세균성 질염을 의심할 수 있습니다. 우리 몸은 면역반응이 있어서 이러한 약한 질병 상태를 이겨 내려는 힘이 있지만, 피로나 스트레스로 인하여 면역력이 약해지면 결국은 질병이 더 악화됩니다. 과도한 분비물과 증상은 반드시 치료가 필요하다는 것을 보여 주는 몸의 반응입니다.

갑자기 분비물이 늘어나거나 통증을 느낀다면

우리의 몸은 외부로부터 균의 침입이 있거나 스트레스를 받을 경우, 또는 병에 걸렸을 때 불편을 느낄 만한 일련의 증상들을 나타냅니다. 그중 가장 확실한 것이 통증입니다.

생식기에서 느껴지는 통증은 염증이나 상처가 원인일 때가 많습니다. 통증이 느껴질 때는 상처일 가능성이 높고, 하복부가 은근하게 불편한 경우에는 호르몬 변화에 의한 몸의 변화일 때가 많습니다. 물론 배란처럼 정상적인 변화도 있지만, 난소의 혹이 일시적으로 꼬이거나 혈액순환 장애로 인한 불편함일 수도 있습니다.

특히 난소의 혹이 꼬이는 경우는 심하게 아프다가 좋아지기를 반복합니다. 이런 분들을 수술하다 보면 난소의 혹이 그 무게를 이기지 못하고 시계 방향 혹은 반대 방향으로 꼬이고, 그 결과 혈액순환이 안 돼서 난소가 거의 괴사 직전의 모습을 보이기도 합니다. 이 상황까지 오게 되면 매우 예리한 통증이 몇

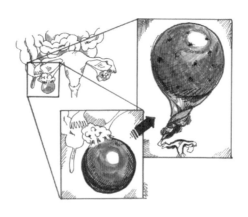

시간 내에 주기적으로 반복되는 경향을 보입니다. 응급으로라도 수술이 필요한 경우이니 빨리 병원을 방문해야 합니다. 간혹 충수돌기염(맹장염)과 구분하기 힘들 수도 있지만 통증의 양상과 초음파 소견을 보면 확실하게 진단할 수 있습니다.

다음으로 눈여겨볼 증상은 분비물의 양상이 변하고 증가하는 것입니다. 평소에 비해 코처럼 맑고 끈적한 분비물이 나온다면 배란기에 따른 정상적 분비물일 확률이 높습니다. 하지만 줄줄 흐를 정도로 나오거나 배란기와 상관없이 나올 경우, 또 색이나 냄새가 이상할 경우 질염을 의심해야 합니다.

다른 흔한 증상으로는 생리의 양상이 변하거나 생리 시기가 아닌데 질 출혈을 일으키는 것을 들 수 있습니다. 출혈의 원인이야 다양하지만 어디서 어떻게 출혈을 하며, 그 원인이 무엇인지는 진료와 초음파 검사 혹은 혈액 검사를 통해서 알 수 있습니다.

요약하자면 평소와 다른 통증, 분비물, 출혈이 보이는 경우 즉시 병원을 방문하여 진단과 치료를 받는 것이 좋습니다. 여성은 자신의 몸 안에서 일어나는 변화를 스스로 보거나 확인하기가 매우 어렵습니다. 그래서 저 역시 선배나 후배의 병원에 1년에 한두 번 규칙적으로 방문하여 검사도 받고 이상이 없는지 확인해 본답니다.

산부인과 진찰,
너무 어려워 마세요

당신을 위해 꼭 필요한 산부인과 이야기

"저도 그 의자에 앉는 게 어색하답니다."

사람들이 가장 가기 싫어하는 병원이 어디일까요? 몸이 불편해서 가는 곳이니 어디든 달갑지 않겠지만 그중에서도 늘 상위를 차지하는 것이 치과입니다. 여자들에게는 한 곳이 더 추가되는데요. 바로 산부인과입니다.

치과에 가서 입을 벌리고 나의 입속을 다 보여 주는 것처럼, 산부인과에 가서 나의 외음부와 내부를 다 보여 주고 검사를 받거나 치료를 받는 일은 세상 모든 여자들이 이구동성으로 싫다고 말합니다.

그래서 가기 싫다고 미루고 미루다 견디지 못하고 일이 커진 다음에야 병원을 찾곤 합니다. 결국은 찾아와서 진료를 받게 되니, '조금 더 일찍 와서 치료를 받으면 훨씬 더 경제적이고 안전할 텐데….' 하는 아쉬움이 들지요. 하지만 그 마음을 누구보다 잘 알기에 병원을 찾은 분들께 이렇게 말하곤 합니다.

"실은 저도 그 의자에 앉는 게 쉽지 않고 어색해요."

이건 제 진심이기도 합니다. 항상 진찰을 하는 저 역시도 그 의자에 눕는 일이 그리 편하지는 않기 때문이죠. 하지만 산부인과 의사가 아니라 같은 여자로서 그 의자에 앉는 걸 조금은 더 편안하게 여겨 달라고 얘기하고 싶습니다.

그 의자에서 많은 여성이 진료를 받았고, 질병을 치료했으며, 암을 조기에 진단받아 목숨을 구했기 때문입니다. 또 수많은 새 생명이 태어난 곳이기도 합니다.

산부인과와 굴욕 의자

종종 산부인과 진찰대를 농담 삼아 '굴욕 의자'라고 표현하는 걸 보는데, 그때마다 화가 나면서 한편으로는 미안해집니다. 생명을 탄생시키고 수많은 여성의 목숨을 구한 곳에 '굴욕'이라는 단어를 쓰는 것은 생명과 여성을 비하하는 발언이라고 생각합니다. 게다가 정확한 표현도 아닙니다. 굴욕의 사전적 의미는 남에게 억눌리어 업신여김을 받는다는 뜻이기 때문이죠.

하지만 한편으로는 산부인과 의사들이, 환자들이 왜 그렇게 산부인과 방문을 힘들어하는지 헤아리지 못하고 진찰을 하거나 때로는 본의 아니게 상처를 주지 않았는지 되돌아보게 됩니다.

산부인과 의사에게는 이러한 불편함을 최소화하려는 노력이 필요하다고 생각합니다. 실제로 많은 의사들이 산부인과라는 공간을 좀 더 편안하게 만들기 위해 노력하고 있습니다.

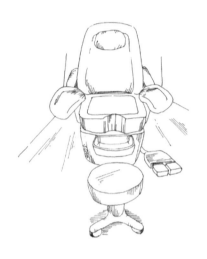

그러니 자신의 건강을 위해 보다 많은 여성들이 그 의자를 조금 더 편하게 생각했으면 하는 바람입니다.

이런 바람에도 불구하고 여전히 산부인과를 어렵게 생각하는 사람들이 많습니다. 특히 미혼 여성에게 산부인과의 문턱은 더욱 높아 보입니다. 2015년 한국보건사회연구원이 성인 미혼 여성을 대상으로 조사한 결과, 참가자 가운데 50%가 생식 건강에 이상을 경험했는데, 그중 절반 이상이 산부인과를 방문하지 않았다고 합니다. 청소년의 경우 상황이 더 심각했는데, 이상을 느낀 사람 중 산부인과에 간 사람은 4분의 1에 불과했습니다.

산부인과 방문을 꺼리는 이유에 대해 참가자들은 '남들이 나를 이상하게 볼 것'이라는 부정적 사회 인식 때문에, 또는 생리불순과 같은 부인과적 이상 증세를 어쩔 수 없는 것으로 받아들이기 때문이라고 답했습니다.

"초경이 시작되면 꼭 한 번 들러 주세요."

미혼 여성 중 많은 이들이 결혼을 앞두고 있고, 결혼을 하면 임신을 원하거나 임신이 될 때가 많습니다. 최근에는 혼자서 오랜 시간을 보내거나 평생을 미혼으로 지내는 경우도 있고, 결혼 후에도 자녀 계획 없이 지내기로 한 부부도 증가하고 있습니다.

그러나 아이를 원치 않더라도 피임법을 자세히 알아야 본인이 원하는 대로 삶을 결정하고 주도할 수 있습니다. 따라서 성인 미혼 여성의 산부인과 방문은 절대 이상한 일이 아니며, 꼭 필요한 과정입니다.

그렇다면 언제 처음으로 산부인과를 방문해야 할까요? 초경 시기에 한 번 병원을 방문하여 진찰을 통해 여성의 성기와 그 구조에 대해 올바른 지식을 갖는 것을 추천합니다.

이와 관련하여 여성이 생리를 시작하면 전문의에게 진료를 받고 상담받는 것을 기본으로 하는 '초경 바우처 제도'를 대한 의학회와 한국보건의료연구원에 제안했습니다. 비록 몇 년 전에는 받아들여지지 않았지만, 얼마 전 이러한 제도가 마련되고 빠른 시일 내에 시행될 것이라는 소식을 듣고 너무나 반가웠습니다.

'건강 여성 첫걸음 클리닉' 사업은 청소년기 아이들이 건강한 생활습관을 갖도록 돕고, 전문의에게 사춘기 때 일어나는 몸의 변화에 대해 상담을 받으며 자신의 몸에 대해 긍정적인 자세를 가질 수 있게 하는 좋은 제도라고 생각합니다. 이때 받게 되는 의사와의 1:1 상담은 평생 동안 여성의 건강을 지키는 든든한 밑거름이 되어 줄 것입니다.

왜 초경 이후일까?

여성에게 초경이 왔다는 것은 신체와 뇌가 성숙하였고, 난소에서 배란이 가능하여 임신을 할 최소한의 준비가 되었음을 말해 주는 것입니다.

이 시기에 전문가의 진찰을 통해서 외음부를 관찰하고, 골반 초음파를 통해 자궁의 구조에 이상은 없는지, 기형은 아닌지 살펴보고(자궁의 기형도 의외로 많답니다), 양측 난소는 잘 발달되어 있는지, 혹이나 종양은 없는지 확인하는 게 좋습니다.

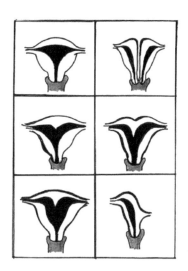

제가 산부인과 레지던트로 수련을 받던 시절, 절친한 가족이 있었습니다. 그런데 그 가족 중 고등학생이던 딸이 난소암으로 투병하다가 사망하는 안타까운 일이 발생했습니다. 난소는 우리의 골반에서 엄지손가락 한마디만 한 구조를 가지고 있으며 복부 깊숙이 존재합니다.

자궁암의 경우는 출혈 등의 증상이 쉽게 나타나지만, 난소의 경우 암이 발견되면 이미 크기가 너무 커진 데다 다른 곳으로 전이된 상태에서 발견되기 때문에 조기에 발견하는 것이 중요합니다. 이토록 무서운 난소암이 어릴 때나 청소년기에 발병하는 경우도 있어 반드시 기본적인 검진을 권하고 있습니다.

성 경험이 없거나 나이가 어린 경우 검진을 무시하기 쉬운데, 옷을 벗는 번거로움 없이도 복부 초음파를 통해 진찰이 가능합니다. 또한 조금이라도 이상이 있는 경우, 항문 초음파를 통해 정밀하게 골반 내부를 들여다볼 수 있습니다. 항문 초음파는 느낌이 조금 이상할 수도 있지만 진찰한 결과 어린 학생들도 그리 불편하게 생각하지 않고 검사를 곧잘 받습니다.

만약 성교 경험이 있다면 1년에 한 번씩 자궁경부암 검진과 골반 초음파 검사를 권합니다. 염증이나 질염, 성병 등은 당장 불편한 증상을 주기 때문에 곧바로 찾아와 치료를 받지만 암 검진의 경우 당장은 이상 소견을 보이지 않기 때문에 그냥 지나칠 때가 많습니다.

만약의 경우 대비하기

올해 초 26세의 아름다운 여성이 병원을 방문했습니다. 남자친구를 사귈 겨를도 없이 공부에 매진하여 대기업에 입사한 멋진 커리어우먼이었습니다. 그날은 약간의 불편함을 느끼고 내원을 한 터라 간단한 진료를 받았습니다.

저는 평소처럼 정기검진이 필요한 나이니 시간 내서 방문한 김에 간단한 검사를 받는 게 어떻겠느냐고 물어보았습니다. 여성은 흔쾌히 고개를 끄덕였습니다. 성적인 접촉이 전혀 없었기 때문에 자궁경부암 검진은 하지 않고, 초음파 검사를 통해 자궁과 난소에 이상이 없는지를 살펴보기로 했습니다.

그리고 초음파를 보는 순간 저는 깜짝 놀라고 말았습니다.

골반강을 가득 차지할 만큼 커다란 난소 종양이 자리 잡고 있었기 때문입니다. 크기가 6㎝를 넘는 종양이었습니다. 그간 불편함은 없는지 물어보니 평소 생리통이 심했지만 다들 그러려니 했고, 하루 이틀만 지나면 생리통이 사라졌기 때문에 별로 신경을 쓰지 않았다고 했습니다. 주변에서 약을 빌려 먹으며 몇 년을 지낸 것입니다.

초음파로 살펴본 결과, 자궁내막증에 의한 난소의 양성 종양 같았지만 악성일 가능성을 배제할 수 없어서 바로 대학병원으로 가서 정밀검진을 하도록 권했습니다. 여성은 다행히 즉각 치료를 받았고, 악성과 양성의 경계에 있는 경계성 난소종양임이 밝혀져서 더 이상의 항암요법이나 방사선치료를 받지 않고 자궁과 나머지 난소를 온전히 보존할 수 있었습니다.

저희 병원 주변에는 외국에서 생활하거나 유학 생활을 하다가 일이 년마다 입국하는 분들이 많습니다. 또한 세계가 이웃인 시대이기 때문에 많은 분들이 해외에서도 일하고 있습니다. 우리나라 의료보험 제도의 장점은 저렴한 수가에 쉽게 전문가를 만나 불편한 것을 해결하거나 검진이 가능하다는 것입니다. 외국에서는 많은 시간과 비용이 들지만 한국에서는 마음만 먹으면 언제든지 의료진을 만날 수 있기 때문에 입국 시 규칙적으로 진료를 받을 것을 권하고 있습니다.

가능하면 입국하자마자 검진을 받는 것이 더 좋습니다. 여러 가지 일들로 시간을 보내다가 출국 직전에 와서 이상 소견이 발견되면 치료나 일정에 많은 차질이 생길 수 있기 때문입니다.

잔소리 같지만 오늘도 반복하는 말

제가 운영하는 병원은 젊은 여성들이 많이 근무하는 직장가에 위치하고 있어서 10대 후반에서 20대 후반까지의 미혼 여성들이 많이 찾아옵니다. 환자들이 불편함을 호소하며 병원을 찾아오면 조금 잔소리같이 들리더라도 정기검진의 중요성을 꼭 강조합니다.

여성의 성기와 외음부는 겉으로 드러나지 않는 곳이지만 다행히도 검진을 통해 대부분의 질병을 조기에 발견할 수 있습니다. 실제로 초기에 자궁암을 발견하고 치료하는 경우가 많고, 전혀 예상치 않게 난소의 혹이나 악성 종양을 발견할 때도 있습니다. 중기 이상의 암이나 외음부의 피부에 난 암 등을 발견하여 종합병원으로 전원한 경우도 생각보다 많았습니다. 이외에도 성기에 나는 사마귀 같은 성적인 질병 역시 검진을 통해 쉽게 발견할 수 있습니다.

하지만 간혹 병이 너무 진행되어 아직 임신도 안 한 20대 여성이 자궁을 적출하거나 자궁과 난소를 모두 적출하는 경우도 있습니다. 꼭 성인이 되어야만 난소암이 발병되는 게 아니라 청소년기에도 발병할 수 있으니 가능하다면 청소년과 미혼 여성 모두 1년에 한 번은 초음파 검사를 받고 생리의 양상을 확인하는 게 좋습니다.

잔소리 같지만 저는 오늘도 절 찾아온 젊은 여성에게 두 가지를 권유합니다.

"1년에 한 번은 꼭 정기검진을 받으세요. 날짜를 기억하기 어렵다면 생일처럼 기념일 전후로 받는 게 좋아요. 그리고 자궁암 백신을 맞지 않았다면 늦기 전에 꼭 맞으세요."

여자 의사? 남자 의사? 누가 더 나을까?

앞서 말했든 여성들이 산부인과에 가기 싫어하는 이유 중 하나는 옷을 벗기 때문입니다. 이런 문제로 대부분의 여성들이 여자 의사를 선호하고 있습니다. 아무래도 같은 성별인 경우 그만큼 편하기도 하고, 몸의 불편함을 잘 이해해 줄 거라고 생각하기 때문입니다.

실제로도 그런 경우가 많습니다. 저 역시 청소년기에 초경과 2차 성징을 겪었고, 결혼 후에는 임신과 출산을 경험했습니다. 지금은 폐경을 앞둔 나이로 대부분의 여성들이 고민하는 문제를 한 번쯤 겪어 보고 고민하고 있습니다.

하지만 자신의 경험보다 환자분들께 배운 것들이 더 많습니다. 어쩌면 어린아이부터 나이 드신 환자분들까지 많은 여성들이 진료비를 내면서 가르쳐 주고 있는지도 모릅니다. 그런 생각이 들 때마다 '이 얼마나 행복하고 감사한 일인가!' 하고 생각합니다. 소중한 한 사람이 진료실로 직접 찾아와 인생이란 이런 것이라고 말해 주니 말입니다.

그렇게 오랜 시간 진료를 하면서, 여성들의 고민이 각 세대별로 비슷한 경우가 많다는 것을 깨달았습니다. 그래서일까요? 진료를 하다 보면 약과 주사를 빼놓고도 어느새 남녀 관계에 대해 상담하고 있거나 결혼 후 남편이나 시댁과의 문제를 상담하고 있는 자신을 발견합니다. 그리고 나이 든 어르신들에게는 삶의 지혜와 연륜을 배우곤 합니다. 저만이 아니라 진료를 받는 많은 여성들에게 도움이 되기 위해, 환자 한 분 한 분 대할 때마다 잘 듣고, 보고, 배우고 있답니다.

물론 남자 의사 선생님에게도 많은 장점이 있습니다. 같은 공부를 하면서 전문의가 되었기 때문에 여의사와 치료 과정은 비슷합니다. 대신 때로는 감정적으로 흐르기 쉬운 진료를 좀 더 이성적이고 합리적으로 진행할 수 있습니다.

또한 남자로서 여성을 바라보는 시야를 전달하여, 여성이 성적으로 자존감이 낮은 경우 혹은 남편이나 남자 친구에게 자신감이 없는 경우에도 의학적으로 볼 때 건강하고 아름다운 몸을 가졌다는 확신을 준다면 같은 여자 의사 선생님에게 들은 말보다 더 힘이 있고 설득력이 있을 것 같습니다. 남자 의사 선생님도 여자 친구나 부인이 있는 경우가 많으므로 환자분이 느끼는 이러한 어려움을 잘 동조하고 이해해 준다면 부끄러움보다는 자신의 문제가 일반화되면서 더 이해하기 좋을 것 같습니다.

지인이 운영하는 K 산부인과에 방문한 적이 있습니다. 그 병원은 여러 명의 산부인과 전문의 과장님들이 분야별로 진료하는 병원인데, 다른 여자 과장님들보다 환자를 많이 진료하는 남자 과장님이 있었습니다. 보통은 여자 의사를 선호하는 진료의 특성이 있음에도 불구하고 유난히 대기 시간이 길어도 다들 이분에게 진료를 받으려고 기다리고 있었습니다. 저는 너무 궁금해서 진료를 돕는 간호사에게 그 이유를 물었습니다. 남자 과장님은 환자가 하는 말을 아주 세심하게 잘 들어준다는 것이었습니다.

의외로 뜻밖의 이유를 듣고는 저도 반성하며 배우는 기회가 되었습니다. 자신이 사랑하는 여성을 대하듯 좀 더 신중하고 조심스럽게 진료하므로 장점이 될 수도 있습니다. 단, 최근에 성추행 등의 사회적인 문제로 남자 의사는 여성을 진찰할 때 반드시 간호사를 대동하고 진료해야 합니다.

따라서 진료를 받을 때에는 마음이 편하고 안심되는 병원을 찾으시면 됩니다. 남녀 의사의 구분보다는, 규칙적으로 검진을 받고 불편한 점이 생기면 언제든지 달려가서 상담을 받을 수 있는 접근성과 신뢰성이 더 중요한 것 같습니다.

Part 2

몸을 알고,
느끼고,
사랑하라

〈먹고, 기도하고, 사랑하라〉는
제목의 영화가 있습니다.
저는 자신의 몸을
'알고, 느끼고, 사랑하라'고
말해 주고 싶습니다.

매달 하는 생리,
얼마나 알고 있나요?

내 몸의 건강 척도, 생리

첫 생리의 기억

'처음'이라는 것의 중요성은 아무리 강조해도 지나치지 않습니다. 여러분은 첫 이차성징이 몸에 나타났을 때를 기억하나요?

가슴이 조금씩 커지고, 몸에 털이 나기 시작하면서 생리가 시작되는 이러한 변화들을 어떻게 받아들이느냐는 평생의 성생활을 좌우하기도 합니다. 그중에서도 초경은 소녀가 자라나 새로운 생명을 잉태할 준비가 되었음을 몸이 알리는 소중한 경험이지요.

저는 중학교 3학년 때 첫 생리를 했습니다. 부엌에 계시는 엄마에게 달려가서 "엄마, 피가 나와요." 하고 조금은 놀란 듯 말했을 때 엄마는 "아직 어린데 벌써 생리를 하는구나. 힘들

텐데, 천천히 오면 좋았을 걸⋯."이라고 말하셨습니다. 딸의 성장에 놀라시기도 하고, 아직 생리를 하기에는 너무 어리다고 생각하셨던 것 같습니다. 당시 부엌의 분위기와 엄마의 반응, 저의 어정쩡한 모습 등은 기억 속에 여전히 생생하게 남아 있습니다. 아마도 평생 동안 잊히지 않을 것 같습니다.

생리를 시작하니 보통은 엄마가 생리용품을 사 주거나 챙겨 주기도 하셨지만 간혹은 스스로 준비해야 하는 경우도 있었습니다. 그럴 때면 생리대를 파는 동네 가게나 약국 앞에서 파는 분이 혹시 남자인지 여자인지 확인하며 쭈뼛거리다가 남자가 안에 있으면 들어가지도 못하고 다른 곳으로 돌아다니던 기억도 생생합니다. 너무 급해서 일단 가게에 들어가 생리대를 사면, 파는 분도 생리대가 보이지 않도록 신문지로 똘똘 감아서 주던 기억도 있습니다.

그 후 제가 엄마가 되어 세 딸들이 차례로 초경을 하는 것을 보면서 그때마다 "이제 어른이 되어 가는구나."라고 기뻐해 주었습니다. 이렇게 시작된 여자의 생리는 생명을 잉태하기 위한 과정으로 약 35여 년 동안 지속됩니다. 이렇듯 여성은 생명을 품고 낳는 일을 제외하고서도 생리가 완전히 끝나는 나이가 될 때까지 매달 피를 흘리는 수고를 하고 있습니다.

산부인과에서 진료를 하다 보면 많은 여성들이 생리와 관련된 증상으로 저를 찾아옵니다. 생리전증후군, 생리통, 비정상적인 출혈, 무월경, 폐경, 폐경 후 출혈 등 사람에 따라 그 증상이 다양하지요.

여성의 난소와 자궁은 수없이 많은 비밀을 간직하고 있는 신비로운 기관입니다. 생명의 잉태와 탄생의 비밀은 물론, 여성호르몬을 분비하여 여성을 더 아름답고 건강하게 만들지요. 생리는 바로 이 난소와 자궁의 건강을 가늠할 수 있는 척도가 되기도 합니다.

"엄마도 그랬다고 하던데….'

어느 날 앳된 여고생이 병원을 방문했습니다. 이제 18세가 된 A양은 초경 후 늘 심한 생리통에 시달려 왔다고 말했습니다.

"생리를 하면 진통제를 달고 살았어요. 그런데 언젠가부터 진통제도 듣지 않더라고요."

그때부터 A양은 핫(hot)팩을 배에 대고, 한약을 먹고, 침을 맞는 등 온갖 방법을 다 동원했지만 점점 심해지는 통증을 막을 수 없었습니다. A양은 결국 파리해진 얼굴로 병원에 찾아왔습니다.

일단 구조적인 이상이 있는지 초음파를 복부에 대는 순간 저는 깜짝 놀랐습니다. 딱 봐도 자궁내막증이 의심되는 상황이었습니다. 저는 A양을 서둘러 종합병원으로 옮기게 했습니다.

산부인과에서 있다 보면 A양 같은 환자를 생각보다 자주 접하게 됩니다.

"엄마도 제 나이 때 그러셨다고 했어요. 그런데 저를 낳고 나서는 좋아졌다고 하셨거든요."

위와 같은 이유로 치료를 차일피일 미루면서 증세를 악화시키다가 병원에 찾아와 안타깝게 하는 경우가 많습니다. A양의 경우, 양측 난소 쪽에 발생한 자궁내막증으로 정상 난소의 조직을 찾기 힘들 정도로 내막증이 심했습니다.

구조적으로 자궁의 가장 안측에는 호르몬의 영향을 받는 자궁내막 조직이 있습니다. 중간층에는 자궁근육으로 되어 있어 생리 시나 분만 시 자궁을 수축하는 역할을 하며 가장 바깥은 내막과 근층을 싸는 막으로 되어 있습니다.

원래는 자궁내막에 있어야 할 내막 조직이 난소나 나팔관 등 골반강에 위치하면서 호르몬의 영향을 받아 한 달마다 탈락되

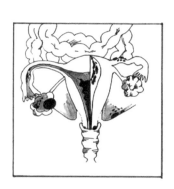

는 현상을 '자궁내막증'이라고 부릅니다. 특히 이 조직이 난소에 생기는 경우, 그 크기가 커지면서 원래 있어야 할 난소는 정상 조직의 모습을 찾아보기 힘든 경

우도 있습니다.

A양은 종합병원에 가서 수술을 하고 약물 및 주사 치료를 받았습니다만, 혹 성인이 되어 임신을 할 수 없거나, 난소가 없어서 젊은 나이에 조기폐경이 올 수도 있는 상황이라 더욱 안타까웠습니다.

드물지만 해외에서 간혹 보고되는 경우에 의하면, 자궁의 내막 조직이 폐나 코의 조직에도 존재하여 생리 때마다 가래에 피가 섞여 나오거나 코피를 흘리는 희귀한 경우도 있습니다. 이런 경우를 보면 선천적인 원인이라는 의견도 있고, 생리 시 심한 운동이나 역류로 인하여 내막이 이동하는 과정에서 다른 조직에 심겨져서 발생한다는 의견 등 아직도 그 원인을 확실히 알지는 못하고 있습니다.

이러한 자궁내막증은 생리통뿐 아니라 추후 불임과 골반통에 이르기까지 다양한 증상을 보이므로 실제 암과 같은 악성종양은 아니지만 여성을 괴롭히는 정도는 악성종양에 비할 정도입니다. 특히 자궁내막증의 초기에는 크기가 작고 증상이 미미하여 진찰이나 초음파 등으로 쉽게 진단을 내기리가 어렵지만, 꾸준한 추적검사를 통하여 가능한 한 빠른 시간 내에 진단을 내리는 것이 가장 좋습니다.

작은 분만 '생리'에 대해 얼마나 아시나요?

생리를 흔히 '작은 분만'이라고 표현합니다. 여성은 한 생명을 세상에 내보내기 위해 평균 35년 동안 매달 피를 흘리는 수고를 합니다. 이는 여성이 더 안전하게 존중받을 이유이기도 합니다. 우리는 이 생리혈을 통해 자신의 몸에 이상이 없는지 감별할 수 있습니다.

이처럼 중요하지만 생리에 대해 잘 모르는 사람이 많습니다. 무엇보다 생리통의 경우, 병원을 찾지 않고 엄마나 언니 혹은 주변의 친구들에게 조언을 구하곤 하지요. 이때 "나도 그랬는데 별일 없다"는 식의 답변을 듣고 통증을 참다가 나중에 돌이킬 수 없는 상황이 발생할 수 있습니다. 간단한 초음파 검사로도 구조적인 이상을 발견할 수 있는데, 참으로 안타까운 일이지요.

아는 것이 힘이라고 하는데, 우리 몸과 관련된 것은 더욱 그렇습니다. 그렇다면 우리가 매월 흘리는 생리혈은 어떤 과정을 통해 몸 밖으로 배출되는 걸까요?

여자가 태어나서 적당한 나이가 되면 몸이 성숙하고 여러 가지 외부의 자극을 받으면서 뇌하수체가 일을 시작합니다. 외부에서 오는 자극이 통합되어 육체의 성적인 발달에 시동을 걸지요.

이 과정에서 난소를 자극하는 호르몬이 만들어지면, 자극을 받은 난소가 조용히 잠자던 난포를 깨웁니다. 한 달에 하나의 난포가 성숙되면서 우리 몸은 배란할 준비를 마치지요. 호르몬이 일을 하면 자궁내막이 자극되어 부풀어지면서 배아를 착상시킬 준비를 하게 됩니다. 배란 이후에는 난소에서 착상을 위한 호르몬을 만들어 내고, 임신이 되지 않으면 난자는 나팔관으로 이동하는 중 사멸되면서 착상을 위해 준비되었던 자궁의 내막이 떨어져서 밖으로 배출되지요. 이것이 바로 생리의 원리입니다.

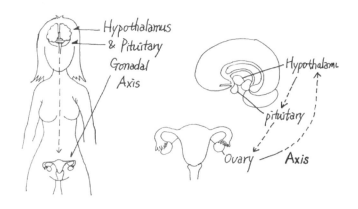

생리통, 다 겪는 거 아닌가요?

'아프다'는 표현은 참 주관적입니다. 사람에 따라 느끼는 정도가 다르기 때문이죠. 감기에 걸리면 열이 나고 기침이 나는 등 겉으로 증상이 드러나지만 생리통은 오직 개인만 느낄 수 있어서 얼마나 아파야 병원에 가야 할지 구분하기가 어렵습니다.

생리를 할 때 아무런 통증을 느끼지 않는 사람도 있지만 대개는 약간의 통증이나 불편함을 느낍니다. 자궁 근육이 쥐어짜내듯 수축하며 자궁의 내막을 배출하기 때문입니다. 이 과정에서 혈액이 통하지 않게 되고, 무산소 상태에서 통증을 유발하는 물질이 만들어집니다. 생리통의 원인은 바로 여기에 있습니다.

자궁이 생리혈을 내보내기 위해 수축하고 이완하는 과정이 정상적으로 반복되지 못하면 그 안에 포함된 혈관이 상처를 입고 변형되면서 다시 회복되지 않고, 이 경우 통증 유발 물질이 더욱 잘 만들어지는 악순환이 반복됩니다.

따라서 생리통이 심할 경우, 이것이 단순히 자궁내막을 배출하기 위해 짜내는 힘 때문인지, 혈액순환 장애로 자궁 근육이 뭉쳐서 그런 것인지, 앞서 설명한 자궁내막증 등의 원인이 있는지 알아내야 합니다. 자궁 근육의 뭉침이 지속되면 자궁 근종 등을 형성할 수도 있기 때문에 조기에 치료하는 게 좋습니다.

모든 통증은 정상이 아니며 개인차가 심하기 때문에 자신의 경험만으로 모든 사람을 판단해서는 안 됩니다. 또한 엄마, 자매, 친구 등 몇몇 가까운 사람의 경험에 빗대어 자신의 증상을 속단해서도 안 됩니다.

의사라는 직업은 수많은 사례를 경험하고 그들의 예후를 일반인보다 잘 알고 있습니다. 따라서 각 상황에 따라 더 좋은 방향으로 가이드라인을 제시하고 조언해 줄 수 있습니다. 그러니 편안한 마음으로 병원에서 상담을 받으셔도 좋습니다.

사람마다 천차만별 '생리전증후군'

"이 시간이 제일 싫어요. 도대체 왜 한 달에 한 번씩 이런 고통을 겪어야 하는지 모르겠어요."

잘나가는 커리어우먼인 B양은 한 달에 한 번 병원을 방문할 때마다 하소연을 늘어놓았습니다.

"전 앞으로 결혼하지 않을 거고, 설령 한다고 해도 아이는 갖지 않을 거예요. 그런데 왜 이런 고통을 겪어야 하는지 모르겠어요."

B양은 남들보다 정도가 심한 생리전증후군을 앓고 있었습니다. 앞서 이야기한 것처럼 생리는 뇌에서 시작되어 온몸으로 퍼져 나가는 일련의 호르몬 반응입니다. 따라서 우리 몸의 신체적 현상이 여러 가지 방면으로 나타나게 됩니다. 생리전증후군은 임신을 위해 준비했던 자궁내막이 탈락되기 직전 호르몬

의 갑작스러운 변화가 일으키는 현상으로, 여성호르몬이 작용하는 몸의 모든 조직에서 반응이 나타날 수 있습니다.

정서적·행동적인 증상으로는 갑작스러운 우울함이나 분노, 피로감이나 무기력함을 느낄 수 있습니다. 또 집중력 감퇴, 식욕 감퇴도 흔하게 일어나는 증상 중 하나입니다. 신체적인 증상으로는 복부에서 느끼는 불편함, 유방의 압통, 부종, 두통, 소화 장애 등이 있습니다.

생리전증후군은 사람마다 편차가 심하며, 아직 확실한 원인과 기전이 밝혀지지 않았습니다. 다만 호르몬의 불균형 혹은 호르몬의 변화에 대한 몸의 민감도가 높은 것이 원인이라고 추측됩니다. 증상이 심한 사람은 한 달 중 거의 절반 이상을 생리전증후군으로 고생하다가 막상 생리를 시작하면 생리통으로 고생하는 최악의 경우도 있습니다.

질병이라기보다 호르몬의 반응을 과도하게 느껴서 일상생활에 지장을 주는 증상의 군집을 생리전증후군이라고 합니다.

참는 게 능사는 아니다?

최근에는 생리전증후군을 겪는 여성의 수가 증가하여 질병으로까지 여겨지고 있습니다. 왜 이런 일이 생긴 걸까요? 그동안 관찰한 바로는, 스트레스로 인한 혈액순환장애와 환경호르몬의 증가를 주원인으로 꼽을 수 있습니다.

생리전증후군으로 내원한 환자들의 경우, 비슷한 증상을 일으키는 다른 질병이 있는지 먼저 확인하고 큰 이상이 없으면 증상 치료를 합니다. 증상이 나아지도록 통증을 치료하거나 부종을 줄이고, 불안이나 짜증을 가라앉히는 약물이나 행동요법을 이용하여 치료를 진행합니다.

최근에는 일반의약품으로 생리전증후군을 치료하는 식물유래 성분의 약물이 수입되어 시중에 판매되고 있습니다. 모두에게 동일한 효과를 내는 것은 아니지만 어느 정도 증상을 완화하는 데 도움이 되는 듯합니다. 약물은 프리x민으로 전문의약품이 아닌 일반의약품이기 때문에 약국에서 쉽게 구입할 수 있습니다.

약물은 '체이스트트리베리(Chaste Tree Berry)'라는 열매의 성분으로 뇌하수체에 작용하여 배란 촉진과 황체호르몬이 적절하게 분비되도록 하며 호르몬균형을 맞추어 주므로 여러 가지 증상에 좋지만 특히 생리전증후군에도 효과가 있는 것으로 알려져 있습니다. 이 약은 하루 한 알 시간에 상관없이 복용하며 보통은 3개월 이상 복용해야 효과가 있다고 합니다. 매우 안전하나 피임약과 같이 복용하면 피임약의 효과가 감소하며, 임산부나 수유부는 금기입니다.

또한 생리전증후군을 앓는 사람이 피임을 해야 할 경우, 먹는 피임약을 복용하여 한 달 내내 비슷한 호르몬 상태를 유지하는 것도 방법이 될 수 있습니다. 물론 아주 심한 경우에는 먹는 피임약을 복용하더라도 마지막 휴약 기간에 생기는 약간의 호르몬 변화에도 생리전증후군을 보일 수 있습니다.

나쁘게만 보지 마세요

얼마 전 20대 중반의 C양을 만났습니다. 유능한 운동선수인 그녀는 외모와 능력 모두 뛰어나서 세간의 부러움을 한 몸에 받았습니다. 하지만 다낭성 난소 증후군 때문에 배란이 불규칙하여 1년에 한두 번밖에 생리를 하지 않았습니다. 다낭성 난소 증후군이란 말 그대로 난소에 낭(囊)이 많아지며 생리가 불규칙해지는 대사 증후군 중의 하나입니다. 보통은 한 달에 한두 개의 난포가 커지면서 배란을 하고 배란 후에 임신이 안 되면 생리혈로 나오는 과정을 겪습니다.

다낭성 난소 증후군의 경우에는 배란이 되려고 난포가 준비를 하다가 중간에 멈추기를 지속적으로 반복하여 난소는 중간에 멈춘 낭으로 가득 차고, 생리는 자주 안 하며 개인차는 있지만 체중이 너무 증가하거나 다모증이 생기고 여드름이 생기는 등 여러 가지 다양한 증상이 발현되는 질환입니다.

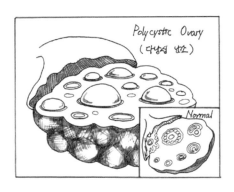

  그녀는 생리통 때문에 고생을 하더라도 매달 규칙적으로 생리를 하는 친구나 선후배들이 그렇게 부러울 수 없다고 털어놓았습니다.

  이런 이야기를 들으면 모든 일이라는 게 양면성을 가지고 있는 것 같습니다. 어떻게 받아들이는지에 따라 세상을 바라보는 시야도 달라지겠지요. 생리전증후군이나 생리통으로 고통받는 이들은 왜 여자로 태어나서 이런 고생을 하는지 모르겠다며 한숨을 내쉽니다. 얼마나 힘들면 그런 생각을 할지 저 역시 안타까운 마음이 듭니다.

  하지만 조금 다르게 생각해 보면 어떨까요? 대부분의 여성은 생명을 잉태하고 세상에 내보낼 수 있는 특권을 갖고 있습니다. 생리는 그 준비 작업 중 하나지요. 생리를 하기 전에 여러 가지 증상을 겪는다는 것은, 자신이 배란을 포함하여 생명을 가질 수 있는 능력을 잘 보존하고 있다는 증거이기도 합니다. 어때요? 이렇게 생각하니 조금은 감사한 마음이 들지 않나요?

덧붙이자면, 생리통이나 생리전증후군은 기본적인 생활습관을 바로잡으면 나아질 때가 많습니다. 술, 카페인, 설탕, 다량의 소금은 피하는 것이 좋으며, 적당한 유산소 운동을 규칙적으로 하는 게 좋습니다. 영양 성분으로는 칼슘, 마그네슘, 비타민 B6, 비타민 E2 등을 챙겨 먹는 것이 좋으며, 증상이 심한 경우에는 진통제, 이뇨제, 향정신성약물, 배란억제제, 피임약 등을 투여할 수 있습니다.

다낭성 난소의 경우는 먼저 호르몬제를 사용하여 생리를 유도하고, 대사증후군에 준한 체중 조절과 생활습관을 바로잡고 임신을 원하는 경우는 배란유도제 등의 도움을 받을 수도 있습니다.

소외받기 쉬운 외음부 이야기

건강한 외음부를 위한 몇 가지 제언

자주 씻을수록 더욱 나빠지는 그곳

"도대체 어떻게 관리를 해야 할지 모르겠어요."

10대 후반으로 보이는 앳된 학생이 어느 날 산부인과를 찾아왔습니다. 학생은 잠시 머뭇거리더니 이내 몇 달 동안 앓고 있는 질염에 대해 이야기했습니다. 산부인과에 한 번 다녀온 후로는 병원에 갈 시간이 없어서 그간 본인이 여러 방도를 써서 치료해 보았지만 도무지 낫지 않는다는 이야기였습니다.

계속 간지러워서 긁다가 참지 못하고 다시 병원을 찾은 학생에게 그간 어떻게 치료해 왔는지 물었습니다.

"저희 집이 뜨거운 물은 잘 안 나오고 미지근한 물만 나와요. 그래서 미지근한 물로 밑 부분을 씻고, 어떨 때는 청결제를 쓰기도 해요. 카x스텐 크림은 매일 바르고 있고요. 근데 이게 제대로 된 관리법인지는 모르겠어요."

학생과 차분히 이야기를 이어 나갔습니다. 청소년기에는 여성으로서 청결을 유지하는 법을 잘 모를 수 있다, 하지만 질염이 자주 발생한다는 건 좋은 소견이 아니라고 말해 주었지요.

"어떻게 해야 깨끗하고 청결한 상태를 유지할 수 있나요?"라는 물음은 제가 상담하는 블로그에도 자주 올라오는 질문입니다. 사실 기본적인 원칙만 알면 그리 어려운 일은 아니랍니다.

앞서 이야기한 학생의 경우, 자주 씻는 것, 청결제를 사용하는 것, 카x스텐을 바르는 것 모두 청결을 유지하는 데 그리 도움이 되지 않는 행위였습니다. 그러면 어떻게 관리해야 할까요?

다른 곳과 똑같이 대하기

여자들에게 피부란 늘 가꾸고 아껴야 할 대상입니다. 피부는 우리 몸에서 가장 넓은 장기로서, 외부 환경으로부터 맨 먼저 우리를 보호해 주는 역할을 합니다. 한 나라로 보면 군인에 해당한다고 할 수 있지요. 군대가 튼튼하고 건강해야 외부의 침입으로부터 나라를 잘 보호하듯이, 피부에 대한 개념과 생각은 우리 몸 전체를 볼 때 아주 중요합니다.

많은 여성들이 피부를 가꾸고 아름답게 치장하는 데 시간과 비용, 정성을 아끼지 않습니다. 그중에서도 다른 사람의 눈에 띄는 얼굴은 가장 신경을 쓰는 곳이지요. 매일 아침 일어나서 거울을 보며 얼굴이 붓지는 않았는지, 여전히 아름다운지 관찰하지요. 이 때문인지 최근에는 뒷면에 거울이 달린 핸드폰 케이스가 인기라고 합니다.

이렇게 하루에도 수십 번 거울에 비추어 보는 얼굴과 달리, 우리의 외음부는 평생을 두고 한 번도 본 적이 없을 정도로 소외되고 있습니다. 직업 특성상 매일 여성의 성기를 보는데, 그때마다 그렇게 아름다울 수가 없습니다. 우리의 얼굴이 저마다 다른 것처럼 외음부 역시 개인의 독특한 개성을 나타내듯 모두 다른 모양을 가지고 있습니다.

우리의 외음부를 너무나 과다하게 씻어 내려고 하거나 너무 모른 체하지 말고 우리 몸의 다른 부위처럼 똑같이 소중하게 대합시다.

외음부는 여성호르몬의 규칙적인 분비로 항상 촉촉한 상태를 유지합니다. 또 점막의 산도가 산성으로 유지되고, 정상균주들이 적당히 분포할 경우 다른 염증이 생기기 힘듭니다. 하지만 이러한 균형이 깨지면 질염과 가려움 등 여러 가지 증상으로 불편을 겪게 됩니다.

외음부, 이렇게 관리하세요

환자들에게 추천하고 싶은 외음부 관리법은 다음과 같습니다.

첫째, 자주 씻는 것을 줄이고 다른 피부와 똑같이 대해 주세요. 자주 씻는 것을 줄여야 할 이유는 원래 우리 여성의 몸은 그 자체가 더러운 기관이 아니기 때문입니다. 따라서 다른 몸의 부분처럼 대사산물들이 모여서 버려지는 것을 청결하게 하는 정도로 씻는 것이 좋습니다.

모든 피부는 물에 자주 닿으면 수분이 증발하면서 피부가 가진 수분도 같이 증발하여 도리어 더 건조해질 뿐만 아니라, 외음부와 질에 만들어진 정상균주를 다 씻어 내어 면역력을 감소시키기 때문입니다. 그곳을 소중하게 여기되 너무 특별 관리 대상으로 보지 말고, 샤워를 할 때 다른 피부와 같은 횟수, 같은 강도로 씻어 주세요.

둘째, 예민한 신경이 분포된 곳이라 가려움이나 아픔도 더 세게 느껴집니다. 증상이 생길 때는 원인에 따라서 약물이나 연고를 사용하는 게 좋습니다. 단순한 피부의 가려움에는 스테로이드가 함유된 연고를 처방받아 단기간 사용하고, 진균(곰팡이균)의 경우는 카x스텐이라는 항진균제를, 바이러스의 경우는 항바이러스 연고를 처방받아 사용해야 합니다. 이렇게 원인에 따른 연고나 약을 사용하지 않으면 도리어 질병을 악화시킬 수 있습니다.

셋째, 잦은 청결제 사용은 질의 산도를 산성에서 중성, 알칼리성으로까지 변화시킵니다. 또한 대부분의 청결제는 계면활성제(비누성분)를 가지고 있어서 자주 사용하면 도리어 역효과를 낸답니다. 외음부의 피부도 다른 피부처럼 이중 지질 막으로 되어 있어 계면활성제가 들어 있는 세제로 세게 씻게 되면 피부가 건조해져 가려움 등을 유발하게 됩니다.

호주의 멜버른 성건강 센터의 조언에 의하면, 외음부를 세정할 때 무향이나 수성크림을 사용하고 뽀드득 소리가 날 정도로 씻지 말라고 하며 거품이 나는 모든 제품은 피부에 있는 유분까지 제거하므로 사용을 권장하지 않습니다.

또한 마찰이 일어나 손상된 피부는 감염될 가능성이 많아지므로 문지르지 말 것을 권합니다. 세척용 수건이나 종이로 문지르는 일을 피하고 톡톡 두드려 건조시키고 외음부 부위의 면도나 왁싱을 피하고 꽉 조이는 복장을 피하라고 합니다.

넷째, 질 안에 뭔가를 넣거나 조작하여 건강하게 만들려고 하지 마세요. 미국 보건복지부 사이트의 여성 건강에 관한 권고는 다음과 같습니다. 여성의 질 자체는 아주 훌륭한 자정시스템을 가지고 있습니다. 호르몬의 변화에 질 점막이 반응하여 점액을 만들며 점액은 불필요한 여러 가지 대사산물이나 균주 등을 감싸서 밖으로 내보내는 작용을 하는 'self happy clean system'을 가진 훌륭한 장기입니다.

아무리 좋게 출시되는 제품도 우리 몸이 가진 시스템보다는 못하며, 과도하게 사용하면 도리어 이런 시스템을 망가트려 만성 질염에 시달리게 됩니다. 우리가 해야 할 일은 우리 몸이 가진 자연 면역 시스템이 잘 돌아가도록 우리 몸 스스로 정상 균주를 잘 생성하도록 하는 것입니다.

다섯째, 질 건강에 중요한 역할을 하는 정상균주가 부족할 경우, 유산균 종류의 프로바이오틱스(probiotics)를 3개월 이상 충분히 먹는 게 도움이 됩니다. 정상균주의 부족 여부는 진료실에서 현미경을 통해 질 분비물을 관찰하면 바로 알 수 있습니다.

유산균이라 불리는 '프로바이오틱스'란 '증진하다'는 뜻의 'promoting'의 접두어 'pro'와 '생명(life)'을 뜻하는 'biotic'이라는 두 단어의 조합입니다. 살아 있는 생균으로서 소화기와 소화기 면역을 증진하여 여러 가지 질병을 예방하며 음식, 음료수, 영양제 등으로 시판되고 있습니다. 20세기 초반 불가리아의 과학자 메치니코프에 의해 발견된 이후 현재까지 많은 과학자들에 의해 인간의 면역력을 높이는 생균이 발견되었으며, 그 역할이 조금씩은 다르나 적어도 10억~100억 개 정도의 유산균을 섭취하는 것이 좋습니다.

유산균은 한 번 먹으면 영원히 사는 것이 아니라 일시적이므로 꾸준히 3개월 이상 섭취하는 것이 좋습니다. 특히 항생제 투여 시에는 복용의 양을 두 배로 늘리되 항생제를 먹고 난 후

2시간 정도 시간을 두고 먹는 것이 좋습니다. 그렇지 않으면 항생제가 같이 복용한 유익균도 다 사멸시켜 효과가 없기 때문입니다. 항생제 치료를 마친 후에도 한두 달 이상 복용해서 장내 세균을 정상으로 회복시키는 것이 중요합니다.

우리 몸을 지키는 건강한 균 이야기

우리는 종종 흑백논리에 빠질 때가 있습니다. 흑백논리는 대체로 위험하지만 우리의 건강과 연결되면 특히 더 그렇지요. '균은 나쁘다'는 인식 또한 그렇습니다.

우리 몸 안에는 다양한 정상균이 서식하고 있습니다. 그중 가장 많은 균들이 사는 대표적인 기관이 장이지요. 장은 우리 몸의 면역 중 70% 이상을 담당하는 기관입니다. 그래서 장 기능이 좋지 않은 사람은 여러 가지 잔병치레를 하게 되지요.

장은 우리가 먹는 모든 음식이 소화되고 흡수되는 관문이며, 그 관문이 건강해야 좋은 영양소를 잘 섭취하고 불필요한 것을 잘 배출할 수 있습니다. 장에 건강한 정상균주가 많이 분포되어 있어야 이런 역할을 잘 해낼 수 있지요. 지나친 항생제 섭취는 질병을 일으키는 균은 물론 장이나 질에 서식하는 정상균주도 죽게 하여 면역력이 떨어져, 설사나 질염이 발생하는 경우도 많답니다.

장의 건강은 곧 여성의 건강과도 직결됩니다. 이러한 면역 작용을 제대로 하지 못하는 경우, 예를 들면 심한 설사를 하거나 변비가 심한 경우에도 흡수와 배출의 역할에 문제가 생겨서 몸의 전체적인 건강뿐 아니라 질이 정상균주를 만들고 유지하는 것에도 영향을 주게 되어 생식기 건강에도 문제가 생기게 됩니다.

여성의 질에도 다양한 균이 서식하고 있습니다. 여성의 질은 PH 4~5 정도의 산성을 나타내는데, 이는 정상균주로 불리는 락토바실리(Lactobacilli) 등이 H_2O_2(과산화수소수), Lactic acid(젖산)를 생 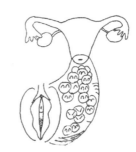 성하기 때문입니다. 이들 물질과 산성은 질에서 훌륭한 자연 항균 작용을 합니다.

따라서 몸에 정상균주가 많을수록 여러 가지 염증을 잘 이겨 내고 견뎌 낼 수 있습니다. 질염 중 가장 흔하게 나타나는 진균(곰팡이성 염증)은 이러한 균형이 무너졌을 때 발병하게 됩니다.

몸이 좋지 않아서 정상균주가 부족할 경우, 유산균주를 섭취해서 좋은 균주들이 장내에 골고루 분포하여 면역작용을 하도록 도와줘야 합니다. 특히 유산균은 균주에 따라 도움이 되는 양상이 조금씩 다릅니다. 예를 들면 위장염의 원인이 되는 헬리코박터 염증에는 Lactobacilli casei 등의 균주가 효과적이고, 여성의 질에는 과산화수소를 만들어 내는 Lactobacilli acidophilus, Lactobacilli rhamnosus 등이 질염을 예방하는 데 도움을 줍니다.

최근에는 과학이 발달해서 각 질병별로 유산균이 세분화되는 경향을 보이고 있습니다. 하지만 한 가지 균주로 모든 것을 대변할 수는 없으므로 가능하면 여러 가지 유산균을 3개월 이상 충분히 섭취하는 게 좋습니다. 특히 초기에는 용량을 배로 늘려서 빠른 시간 안에 정상균이 장내에 자리 잡도록 하는 것을 추천합니다.

산모의 경우 구강의 균주도 잇몸을 통해서 태아에게 전달될 수 있으며, 아이가 젖을 먹는 유방의 겉 표면과 유방 안측의 조직 그리고 자궁 내 균주도 임파선이나 혈액 등을 타고 태아에게 전달되니 산모의 건강이 결국은 태어나는 아이가 평생 지니고 살 균주를 결정해 주는 셈입니다.

정상 분만의 경우 태아가 산도를 빠져나오면서 엄마의 질에 있는 균주를 온몸으로 받고 태어나 평생의 균주를 선물해 주는 것입니다.

평소 습관이 외음부의 건강을 책임진다

제가 외음부를 자주 씻지 말라고 당부하는 것은 앞서 이야기한 질 내의 특수한 환경과도 연관이 있습니다. 외음부가 가렵고 분비물이 증가하면 청결하지 못하다는 생각에 자주 외음부를 씻는 여성들이 많습니다.

하지만 잦은 세정은 질의 산도를 변화시킵니다. 이렇게 되면 그나마 남은 정상균주마저 감소하여 면역 시스템이 제대로 작동할 수 없습니다. 이럴 경우 치료가 안 되는 건 아니지만 시간이 오래 걸리고, 만성의 경우 자주 재발하여 삶의 질마저 떨어지고 맙니다.

최근에는 이러한 질염으로 병원을 찾는 환자들이 부쩍 늘었습니다. 다양한 원인이 있는데, 몸을 압박하는 옷들도 그중 하나입니다. 옷이 외음부를 숨 쉴 틈 없이 조이고, 겹치고 있어서 공기의 순환이 제대로 되지 않고, 생리 기간에는 습한 상태가 지속되기도 합니다. 따라서 귀가 후에는 통풍이 잘되는 편하고 헐렁한 옷을 입어서 외음부가 숨 쉴 수 있게 도와주세요.

또 다른 원인으로는 스트레스와 다이어트로 인한 영양 결핍, 인위적인 호르몬이나 환경호르몬의 유입, 과다한 당류 섭취, 음식으로 인한 알레르기 증상 등이 있습니다. 이 모든 것들이 질의 정상적인 면역 시스템을 파괴시켜서 염증을 유발하는 주 원인이 됩니다.

우리는 멸균 상태에서 사는 것이 아니고 수많은 균주와 함께 살아갑니다. 하지만 위에 언급한 여러 가지 상황들은 여성의 질에 있는 정상균주를 사멸시켜 훌륭한 자연면역 역할을 하는 대사산물을 만들지 못하게 방해합니다.

초기 진료가 중요한 질염

곰팡이균에 의한 질염은 나이와 상관없이 여성이라면 누구나 생길 수 있으며, 그만큼 흔한 질병이기도 합니다. 질염의 증상은 분비물의 증가로 볼 수 있습니다. 평소에 비해 분비물이 늘어났다면 이것이 배란기에 나오는 코처럼 맑고 끈적끈적한 분비물인지 확인할 필요가 있습니다. 이와 달리 흰 두부 찌꺼기 같은 분비물이 나오고 가려움과 부기가 생기면서 뭔가 모르게 불편한 증상이 지속되면 질염을 의심할 수 있습니다.

우리가 살면서 흔하게 접하는 감기처럼 질염도 종류가 많습니다. 면역이 감소하면서 평소에 조금씩은 존재하던 균들이 갑자기 번식하면서 질염이 발병하지요. 또한 면역이 감소하여 사소한 균에도 쉽게 균형이 무너지거나, 성적인 접촉을 통해 감염되는 경우도 있습니다.

일단 본인이 불편하게 느끼는 증상이 있다면 진료를 통해 정확한 원인을 찾아야 합니다. 진료는 먼저 눈으로 보는 것부터 시작합니다. 외음부가 붓거나 빨갛게 발적되는 경우가 있고, 외음부는 정상이지만 질의 상태를 보면 누렇거나 푸르스름한 고름 같은 분비물이 나오고, 심하면 외음부와 질이 전체적으로 부어 있거나 수포, 궤양 등을 형성하는 경우도 있습니다.

질 분비물을 슬라이드에 놓고 현미경으로 관찰해 보면 정상적인 상태인지 질병의 상태인지를 금방 알 수 있습니다. 곰팡이균, 트리코모나스균 등 원인균이 눈에 보이는 경우도 있지요. 현미경 관찰은 질을 지켜 주는 정상균의 상태를 파악하고, 균 검사 여부를 판단할 수 있어서 병원에서 자주 사용하곤 합니다.

최근에는 여러 가지 검사기법이 발달하여 염증을 일으키는 균주의 이름과 그 균주에 예민한 항생제는 무엇인지, 치료는 잘되고 있는지 검사를 통해서 확실하게 알 수 있습니다.

아름다운
가슴의 조건

비교는 금물, 그 자체로 사랑하기

누구를 위한 성형일까?

'성형미인'이라는 신조어가 공공연하게 사용될 만큼 우리나라의 성형 바람은 아주 거셉니다. 언젠가부터 여성의 가슴도 성형의 대상입니다. 가슴이 클수록 여성으로서 더 매력 있다고 생각하여 너도나도 큰 가슴을 선호하는 분위기가 형성되어 있습니다. 혹 수술을 하지 않더라도 가슴이 커 보이는 기능성 브래지어를 하거나 속옷에 장치를 넣어서 풍만하게 보이려는 여성들이 늘어났지요.

병원을 찾는 환자들 중에는 10대 여학생들도 있는데요. 저에게 가슴 크기에 대한 고민을 털어놓을 때가 많습니다. 가슴이 작은 학생은 커지는 방법을 물어보고, 가슴이 큰 학생은 나중에 축소 수술을 할 수 있는지 묻습니다. 남자의 가슴과 구분하기 위해 여기서는 여자의 가슴을 '유방'이라고 표현하겠습니다.

체질과 유전의 영향을 받는 가슴

저마다 얼굴 생김새가 다르듯, 유방의 크기와 모양도 사람마다 다릅니다. 가슴이 발달하면서 양쪽이 똑같이 자라는 것도 아니라서 누구나 서로 다른 크기의 유방을 갖고 있지요.

이 중 유방의 크기는 체질과 유전의 영향을 많이 받습니다. 하지만 유방의 크기와 모유를 먹이는 기능 사이에는 큰 연관이 없답니다. 크든 작든 유선의 기본적인 구조가 비슷하기 때문이지요. 다만 지방의 양이 다를 뿐입니다. 그러므로 체중이 증가하면 유방이 커 보이고 감소하면 같이 줄어들기도 합니다. 다만 커지기 시작하는 나이가 이를수록 성장하는 것도 일찍 멈춥니다.

최근에는 과거에 비해 영양 상태가 좋고, 미디어의 발달로 눈으로 보고 귀로 듣는 자극이 엄청나게 증가하여 사춘기를 시작하는 나이가 빨라졌습니다. 이러한 자극은 뇌의 시상하부와 뇌하수체를 자극하는데, 이렇게 성선을 자극하는 호르몬이 이른 나이에 분비되면 사춘기가 빨리 오게 됩니다. 최근 우리나라의 초경 평균 연령은 만 10세~12세라고 합니다.

유방 역시 보통 10세 전후가 되면서 발달하는데, 맨 먼저 유방에 몽우리가 생기면서 아프고 불편해집니다. 그 후 겨드랑이와 음부에 털이 자라나기 시작하고, 유방의 몽우리가 생긴 지 2년 내에 초경을 시작합니다. 물론 여기에는 변수가 존재합니다. 너무 말라서 지방의 양이 전체 체중의 17%~18%가 안 되는 경우, 호르몬의 대사가 적당하지 않아서 생리가 시작되지 않을 수 있습니다. 그러나 점차 발육을 하면서 체중이 증가할 수도 있기 때문에, 16세까지는 적정한 체중을 유지하면서 기다려 볼 필요가 있습니다.

크든 작든 저마다의 매력이 있다

여성의 유방은 여성호르몬의 영향을 받아서 커지고 반응하므로, 성인이 된 후에는 생리 주기에 따른 호르몬의 변화를 반영합니다. 이처럼 소중한 여성의 유방은 앞서 말한 것처럼 모양과 크기가 저마다 다릅니다. 크고 넓은 가슴도 있고, 둥글고 아담한 가슴도 있습니다. 때로는 아주 작고 봉긋한 가슴 모양도 있답니다.

유방은 여성의 몸이 갖는 특징 중 하나입니다. 훗날 생명을 잉태하고 낳아서 키울 때 젖을 먹이기 위해 주어진 기관이지요. 자녀를 낳지도, 젖을 먹여 키우지도 못하는 남성과 달리 여성은 이런 엄청난 능력과 축복을 받고 태어난 것입니다.

여성의 유방은 아기를 낳고 키울 만한 최소한의 변화가 시작되는 시점에 최초의 반응을 보입니다. 가슴이 조금씩 커지면서 유방에 몽우리가 만져지는 것은, 여자아이들이 사춘기 때 겪는 최초의 변화지요. 지금은 소젖으로 만든 우유와 그 우유를 말려서 만든 분유가 있지만, 과거에는 엄마의 젖이 아니면 아이들이 먹고 자랄 수 있는 것이 별로 없었습니다.

이처럼 아이의 생명줄 역할을 하는 유방은 여성성을 나타내기도 하며, 최근에는 성적 매력으로까지 보이면서 상품화되기도 합니다. 하지만 유방의 크기는 그리 중요한 것이 아닙니다. 자기에게 주어진 모습을 있는 그대로 받아들이고, 만족해하며, 자신감 있는 태도를 갖는 것이 그 무엇보다도 중요합니다.

유방암 자가 검진에 대하여

여성의 유방은 크기에 따라서 건강관리에 신경을 써야 할 차이는 없습니다. 유방암도 크기에 따른 차이는 없다고 합니다. 서울대 병원 유방암 자가 검진 지식백과의 내용을 참고하면, 자가 진단은 본인이 직접 자신의 유방을 만져 보며 이상이 생겼는지를 검사하는 방법입니다. 자신의 유방 모양과 촉감에 익숙해지면 젖멍울과 구별되는 이상 소견을 쉽게 찾을 수 있고,

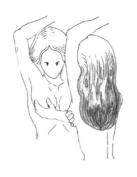

지난달과 비교하여 변화된 소견을 발견할 수 있습니다.

매월 정기적인 유방 자가 진단을 하면 유방암의 70%를 조기에 발견할 수 있다고 합니다. 자가 진단을 하기에 적절한 시기는 매달 월경이 끝나고 3일~5일 후이며, 폐경이 된 여성은 매달 일정한 날을 정해 정기적으로 자가 진단을 하는 것이 좋습니다. 유방 자가 진단의 순서는 다음과 같습니다.

① 거울 앞에 서서 양팔을 모두 내린 상태로 양쪽 유방의 모양과 주름, 분비물 등을 주의 깊게 관찰한다.

② 거울 앞에서 양손을 깍지 끼어 머리 위에 얹고 상체를 좌우로 30도씩 돌려 가면서 관찰한다.

③ 양손을 허리에 고정하고 거울을 향해서 팔과 어깨를 앞으로 내밀어 고개를 숙이고 유방을 관찰한다.

④ 왼팔을 들고 오른손 손가락 세 개를 이용하여 힘 있게 누르면서 원을 만들면서 만져 보아 멍울이 있는지 찾아본다.

⑤ 부드럽게 유두를 짜서 진물이나 핏빛의 분비물이 있는지 확인한다.

⑥ 반대 측 유방도 동일하게 시행하고 누워서도 시행해 본다.

가슴의 모양에 따라 브래지어를 선택할 때 제품에 따라서 큰 차이는 없습니다. 간혹은 와이어가 있으면 유방에 좋지 않다는 등의 여러 가지 이야기를 하지만 실제로는 그렇지 않습니다. 다만 유방 통이 있는 경우 와이어에 닿으면 아픔을 느끼기 쉬우므로 피하는 것이 좋을 것 같습니다.

최근에는 혈액순환 등을 이유로 혹은 사회 문화적인 이유로 노브라(브래지어를 하지 않는 것)를 주장하고 실천하는 사람들도 있습니다. 이것도 역시 자신의 가치관이 결정할 일이며 가슴이 처진다거나 의학적으로 더 문제가 되는 것이 아닙니다. 지인 한 분은 가슴이 너무 커서 브래지어도 큰 것으로 하지만, 브래지어를 하면 어깨에 그 무게가 실려서 어깨가 아프다고 하소연하였습니다.

속옷도 문화적인 산물이며 다른 사람에게 피해를 주지 않고 건강에 해를 주지 않는다면 자신의 가치관에 따라서 선택하고 착용하면 될 것 같습니다. 최근에는 유두에 부착하여 옷을 입어도 티가 나지 않으면서 브래지어를 안 해도 되는 제품이 많이 나와 있습니다.

유방확대술 등 수술에 대하여도 수술한 사람이 유방암이 더 잘 걸리는 것은 아닙니다. 검진에서도 큰 차이를 보이지는 않습니다만, 여성의 피부가 나이가 들면서 혹은 체중이 줄어들면서 유방에 넣은 수술 백(bag)만 남아서 보기에 더 흉하거나 자신감이 더 떨어질 수도 있다는 점을 고려하여 결정하면 되겠습니다.

어찌하였든 유방암과 유방에 생기는 이상 소견은 과거 10년 전에 비하여 많이 증가하고 있습니다. 특히 우리나라는 30대 ~40대 젊은 여성에서의 유방암이 급격하게 증가하는 추세입니다. (위 내용은 유방전문 진료를 하는 분당 위드심 의원 심정석 원장님의 자문과 의견을 반영한 것입니다.)

털, 많아도 고민,
없어도 고민이라고?

우리 몸을 지키는 체모 이야기

없어도 문제, 많아도 문제?

"선생님, 전 한 번도 공중목욕탕을 가 본 적이 없어요."

50대 후반의 여성 환자는 한참을 머뭇거리다 이렇게 말했습니다. 치료를 마치고 상담을 위해 마주 앉아 있던 때에 나온 말이라 왜 그런지 조심스레 물어봤습니다. 그녀는 털 때문이라고 말했습니다.

무모증인 이 여성은 다른 사람에게 부끄러운 모습을 보이기 싫어서 공중목욕탕에 한 번도 가지 않았다고 합니다. 이렇게 생각하는 분들이 과거에는 더욱 많았습니다.

"속설이 있잖아요. 성적으로 문제가 있다느니, 재수가 나쁘다느니 하는…"

그래서 평생 소극적으로 살아왔다는 그녀의 말에 저는 이웃 나라 일본에 가면 아주 재수가 좋은 사람이라고 환영하는 의식을 치른다고 말해 주었습니다. 말도 안 되는 속설일 뿐이니 전혀 신경 쓸 일이 아니라고 말이지요.

이처럼 성기 주변에 털이 없는 무모증인 사람들은 머리카락이라도 이식해서 혹은 인조 가발 같은 털이라도 부착해서 음모를 갖고 싶어 합니다. 그런가 하면 최근에 젊은이들은 몸의 어느 부위든 제모나 왁싱(일시적으로 털을 제거하는 시술)을 하는 것이 더 세련되고 멋진 몸이라고 생각하여 유행처럼 몸의 털을 제거하고 있습니다.

작지만 큰 역할을 하는 털 이야기

털은 피부에 존재하는 일종의 작은 기둥입니다. 태어날 때부터 미세한 털이 우리의 온몸을 뒤덮고 있지요. 피부의 털과 주변의 피지샘에서 나오는 소량의 피지, 즉 기름 성분은 피부에 퍼져 얇은 막을 형성하여 피부를 건조하지 않게 해 줍니다. 땀샘은 땀의 배출을 조절하여 우리 몸의 온도와 수분 등을 조절하지죠.

피지샘은 성호르몬의 영향을 받아 발달하므로 사춘기에는 활동이 왕성해져서 얼굴이나 등이 번들거리고, 간혹은 막혀서 염증을 유발하여 여드름이 생기기도 합니다. 하지만 남성은 남성으로서, 여성은 여성으로서 독특한 냄새와 피부에 윤기를 더해 주는 중요한 역할을 하지요.

특히 성기 주변에서는 피지샘의 분비와 그 향('페로몬'이라고 불립니다)이 성적인 자극과 반응을 오가게 하는 중요한 역할을 하게 됩니다. 어떠한 부위든 피지의 분비가 감소하면 건조함으로 인한 가려움, 아토피 등으로 고생하게 되지요.

이처럼 우리의 피부에 있는 털, 피지샘 등은 모두 각자의 역할을 하고 있습니다. 그런데 최근에는 제모, 왁싱 등의 방법으로 털을 제거하는 사람들이 늘고 있습니다. 언제부터 누가 시작했는지 모르지만 털이 있는 것이 원시적이고 깨끗하지 못하다는 사회 분위기가 형성된 것 같습니다. 반면 제모를 하는 것은 여성스럽고 깔끔하며 좋은 것처럼 광고하고 은밀하게 부추기는 측면이 있지요. 저는 이것이 제모 산업의 마케팅과 연관이 깊다고 생각합니다.

제모나 왁싱을 권하지 않는 이유

문화적인 이유나 어떤 편리성 때문에 제모나 왁싱을 한다면 그건 개인의 가치관으로 판단할 일입니다. 또한 제모를 하고 싶다면 영구 제모보다는 일시적인 제모를 경험한 후에 영구 제모를 할 것을 권합니다. 하지만 의학적으로는 제모나 왁싱이 건강에 좋다고 권하지 않습니다.

겨드랑이의 털은 살이 겹치는 부위를 보호하고, 외음부의 털은 페로몬의 효과를 내는 데 유리하고, 얼굴과 몸의 털은 피부의 기둥으로 탄력을 지키고 주름을 방지하는 역할을 합니다. 피부의 찰과상을 막고 공기층을 형성하여 피부를 지탱하는 역할을 하는 털들은 우리 몸의 일부로, 제거해야 할 대상이 아니라 소중히 여겨야 할 대상입니다.

최근 진료를 받은 D양은 외국에서 공부를 하면서, 그곳의 사람들처럼 외음부의 털을 제거하는 왁싱을 받고 난 후 심한 모낭염에 걸렸습니다. 거의 모든 털이 있던 부위에 염증이 생겨서 보기에도 흉하고 고름집이 생기는 등 고생을 하고 있습니다. 더 자주 왁싱을 해 주면 나아진다는 주변의 말대로 실천하여 심한 고생을 하고 있었습니다. 털을 제거하면 다시 자라는 털이 휘어지면서 피부 안으로 파고들어 모낭염의 주원인이 되고 있었습니다. 지금은 항생제와 연고를 사용하여 많이 호전되어 가고 있습니다.

사람마다 체모의 양에는 차이가 있습니다만, 저는 여성의 몸에서 자라는 털 하나하나가 그렇게 소중하고 아름다워 보입니다. 각자의 역할을 하며 우리 몸을 보호하고 있기 때문이지요.

어떤 문화권에서는 털이 많은 걸 아름답다고 여기고 어떤 문화권에서는 털이 적은 것을 선호합니다만, 이는 사고의 차이일 뿐 의학적으로는 체모의 양은 문제가 되지 않습니다. 털이 많으면 많은 대로 적으면 적은 대로 자신의 모습을 자랑스럽게 여기고 살아가는 것이 진정 건강한 여성이 아닐까요?

속옷,
예쁘고 건강하게 입기

우리 몸을 가장 가까이서 감싸는 것들

문제는 속옷이야

우리 몸과 가장 가까이서 접촉하는 것이 무엇일까요? 바로 속옷입니다. 과거에는 겉으로 드러나지 않는 옷이라 크게 신경 쓰지 않았지만 최근에는 속옷도 패션의 일부이며 자신을 나타내는 개성의 하나로 여겨집니다. 간혹 속옷이 드러나는 특정한 패션을 선호하는 사람도 있죠.

진료를 하다 보면 건강이라는 측면에서 속옷을 바라보게 됩니다. 그리고 어떤 속옷을 어떻게 입어야 건강을 지킬 수 있을지 늘 고민하지요. 특히나 속옷의 압박으로 불쌍하리만치 눌리고 건조해진 외음부를 볼 때가 많습니다. 몸매를 교정하고 옷맵시를 좋게 한다는 이유로 거의 24시간 동안 교정 속옷과 스타킹 등으로 외음부를 덮고 조여서 숨을 막고 있습니다.

우리 피부는 살아 움직이는 가장 큰 장기 중 하나이며, 외부와 직접 맞닿고 있으면서 엄청난 방어의 기능을 가진 부위이기도 합니다. 그러므로 피부의 기능을 조금이라도 돕는 것이 좋은 속옷의 역할이라고 생각합니다.

어떤 속옷을 입어야 할까?

피부의 중요 기능은 외부로부터 몸을 보호하고, 추위와 더위로부터 몸을 지켜서 일정한 온도를 유지하고, 분비물을 내보내는 것입니다. 그렇다면 속옷도 몸을 보호하고, 적절한 온도와 습도를 유지하며, 분비물을 잘 흡수하는 것이 좋겠지요?

위에서 언급한 것처럼 너무 꽉 조이는 속옷은 바람이 잘 통하지 않고, 땀도 배출해 내지 못하여 몸의 혈액순환을 방해합니다. 순환이 안 되면 진균 감염이나 혐기성 세균 감염이 잘 되므로 이런 속옷은 피하는 게 좋습니다.

과거에 우리 의복은 화학적인 성분이 적고 자연에 가까운 면이나 견 등을 사용했지만 최근에는 화학 섬유를 많이 사용하고 있습니다. 게다가 몸매 유지를 위해 체형 보정 속옷이나 스타킹 등을 많이 착용하고, 몸에 딱 맞는 옷이 유행하면서 여성의 건강에 적신호가 켜지고 있습니다. 의약품이 발달했고 몸을 잘 씻어 준다는 클렌저도 많지만 도리어 피부의 알레르기 반응이나 외음부의 가려움, 질염이 갈수록 증가하는 데는 이런 의복의 영향이 큽니다.

그렇다면 어떤 속옷을 입어야 할까요? 가능하다면 통기성이 좋은 자연 섬유의 옷을 입는 게 좋습니다. 그리고 일이나 공부를 마치고 집에 오면 조이는 옷은 피하고 넉넉하고 통기성이 좋으며, 땀을 잘 흡수하는 옷을 입고 생활하는 것이 좋습니다. 속옷을 세탁할 때는 다른 옷과 함께 세탁하지 말고 속옷만 모아서 약한 중성 세제를 사용하여 빨래하는 것을 권합니다. 햇빛에는 좋은 소독 효과가 있기 때문에 자연광에서 건조시키는 것을 추천합니다.

생리대, 팬티라이너, 해도 괜찮을까?

평생 약 35년간 한 달에 한 번씩 생리를 하면 약 400번~500번의 생리를 경험하게 되고 1회의 출혈양은 30㏄~50㏄입니다. 이렇게 적지 않은 출혈과 불편함을 겪으면서 여성에게 안전하고 건강하고 편리한 생리대로는 무엇이 있는지, 더 나은 방법은 없는지 항상 생각해 보고 있습니다.

많은 여성들이 생리가 임신과 출산에 필요하다는 것을 알지만, 불편함을 부인할 수 없습니다. 막상 생리주기가 다가오면 생리전증후군, 생리통, 생리대와의 접촉성 피부염이라는 알레르기로 고생하며 공부나 일 등 여러 가지 면에서 신체적인 제한을 받아 효율성이 감소되기 때문입니다. 더구나 사회적으로 여러 가지 일을 수행하는 데 방해가 되고 힘들지만 드러내 놓고 말하거나 불편해하면 경쟁에서 뒤처지는 것 같고, 중요한 시험이나 대회에 생리 기간이 겹치면 상당한 불리함을 감당해야 하는 경우도 많습니다.

생리란 과연 어떤 존재인가? 많이 듣고 같이 고민하곤 합니다. 또한 여성들이 생리 기간을 안전하고 쾌적하게 보낼 수 있는 해결책을 내놓아야 할 것 같은 무거운 책임감을 느끼고 있습니다. 최근 생리컵 등 생리대의 대안으로서 여러 가지 방안들이 나오고는 있으나 확실히 이렇게 하는 것이 좋다 혹은 나쁘다는 정답은 없습니다.

청결한 생활을 위해 팬티라이너 등의 생리 용품이 거의 필수품으로 자리 잡고 있습니다. 이러한 위생 용품을 사용해도 되는지, 몸에 나쁜 건 아닌지 궁금해하는 분들이 많습니다. 그래서 생리대를 찢어 보기도 하고 가위로 잘라서 안의 내용물을 확인하고, 생리대 만드는 회사에 전화를 걸어서 어떤 과정을 통해 생리대가 만들어지는지, 그 안에 어떤 성분이 포함되는지 알아보았습니다.

일단 생리대로 출시하기 위해서는 상당히 까다로운 법적 기준을 통과해야 하기 때문에 허가를 받은 제품에 대해서는 기본적으로 안심해도 될 것 같습니다. 하지만 아무리 좋은 제품이라도 개인차가 있고 알레르기 반응을 일으키는 경우가 있습니다. 또한 통기성이 가장 문제되기 때문에 피부가 잘 견디는 경우라면 팬티라이너를 착용해도 무방하지만, 자주 불편함을 느낀다면 면으로 된 제품을 권합니다.

최근에는 여성의 생리대에 여러 가지 기능을 더하려고 노력하는 모습이 엿보입니다. 예를 들면 생리 통증을 완화하거나 허브 성분으로 냄새를 줄이고 청량감을 주려는 노력들입니다. 이러한 노력들이 여성들의 보다 나은 삶에 긍정적 영향을 주기를 간절히 바랍니다.

자궁암 백신,
꼭 맞아야 되나요?

우리가 모르는 자궁암 이야기

진찰만 받으면 놓치지 않을 자궁암

"1년에 한 번 꼭 건강검진을 받으세요. 날짜를 기억하기 힘드시면 기념일에 맞춰 검진을 받도록 하세요. 생일이나 결혼기념일, 연말, 연초 언제든 좋습니다. 꼭 1년에 한 번씩 정기적으로 받으셔야 합니다."

어디에 가서 강의를 하든 강의 말미에 덧붙이는 말입니다. 이는 병원을 찾는 환자들에게도 빼놓지 않고 하는 잔소리 중 하나입니다. 잔소리를 듣기 좋아하는 사람은 없습니다만, 이 이야기만큼은 책에서도 꼭 하고 싶습니다.

여성의 자궁 입구를 '경부'라 부르고 자궁의 나머지 부분은 '자궁 체부'라고 부릅니다. 자궁암은 대부분 자궁 경부에서 발견되는데, 이곳은 다행히도 진찰 시 눈으로 확인이 가능한 곳입니다.

따라서 전문가의 진찰을 받고 검사를 한다면 거의 대부분은 조기에 병을 발견할 수 있습니다. 처음 산부인과를 방문하는 사람이든 여러 번 방문한 사람이든 옷을 벗고 진료를 받는 일이 쉽지 않다는 건 잘 알고 있습니다. 하지만 1년에 한 번 전문가에게 검진을 받기 위해 옷을 벗는 일이 아무리 번거롭다 한들 생명과는 바꿀 수 없는 것입니다.

실제로 다른 불편함으로 병원을 찾았다가 제 권유를 받고 자궁암 검진을 한 환자들 중 무려 17% 이상이 이상 소견을 발견했습니다. 제가 운영하는 병원은 분당 역세권에 위치한지라 20대~30대의 젊은 환자가 가장 많습니다. 그럼에도 불구하고 생각보다 높은 수치가 나와 몹시 놀랐고 더 열심히 검진을 권하고 있습니다.

참으로 다행인 것은 그래도 필요성을 설명하면 대부분의 여성이 자신의 건강을 생각해서 검사를 한다는 것입니다. '아직 나이도 어린데, 설마 내가 자궁암에 걸리겠어?' 하고 반신반의하던 환자들은 의외의 결과를 보고 놀라기도 하지만, 이내 조기에 발견해서 다행이라 생각하고 치료를 받거나 예방하는 수순을 밟고 있습니다. 간혹 병이 너무 진행되어서 종합병원으로 전원을 할 때가 있는데 그럴 때는 제 마음이 너무 무겁습니다.

E양은 전문 운동선수로 저의 권유로 처음 자궁암 검사를 받게 되었는데, 뜻밖에도 상황이 심각하여 곧바로 종합병원으로 옮겼습니다. 그리고 그곳에서 수술을 하기 전 기본 검사를 하다가 심전도 이상이 발견되었고 어떻게 이런 심장으로 운동을 하고 살았는지 의아해했다고 합니다. 결국은 심장까지 수술하게 되었습니다.

위와 같은 일은 드문 경우이기는 하지만 조금이라도 검사가 늦었다면 어땠을까 생각하면 아찔한 마음이 듭니다. 건강은 이상이 생기기 전에 잘 관리하는 것이 무엇보다 중요합니다. 건강 검진은 가장 기본이 되는 것으로, 누구든 소홀히 여기지 않았으면 하는 바람입니다.

자궁암 백신, 맞아도 될까?

강의를 하면서 자궁암 이야기를 하다 보면 자궁암 백신에 대해 많은 질문을 받게 됩니다. 언제 맞으면 좋을지, 부작용은 없는지, 어떤 것을 맞아야 하는지 등 질문이 다양합니다.

자궁암 백신의 경우, 전 세계적으로 두 가지 백신이 있습니다. 모두 다국적 기업의 오랜 연구와 실험 끝에 개발된 것으로, 암을 예방하는 백신이 그리 흔하지 않은 시점에 상당히 환영할 만한 일입니다. 간혹 부작용을 걱정해서 백신을 맞지 않는 경우도 있지만 어떤 약이나 주사도 사람에 따라 부작용을 일으킬 수 있습니다. 지금까지 많은 이들에게 자궁암 백신을 처방했지만 직접적인 부작용은 아직까지 관찰된 사례가 없습니다.

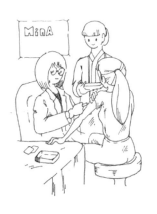

개인적 경험으로는, 부작용이 일어날 확률은 매우 낮은 것으로 보입니다. 그럼에도 불구하고 부작용을 걱정하는 환자들에게는 다음과 같은 비유를 들려주고는 합니다. 아주 낮은 확률의 부작용 때문에 백신을 맞지 않는 것은, 혹시 일어날지 모르는 교통사고가 무서워서 차를 타지 않는 것과 같다고 말입니다.

인유두종 바이러스(Human papilloma virus; HPV)가 자궁암의 주된 원인이며 거의 성적인 접촉을 통해서 전염되므로 여성에서뿐 아니라 남성도 바이러스에 대한 항체를 가지도록 백신을 맞는 것이 중요합니다. 인유두종 바이러스는 성적으로 감염되므로 파트너가 감염되어 있지 않아야 전염되지 않기 때문입니다.

남성의 경우에도 동일하게 곤지름이 발생될 수 있으며 항문

직장암과도 연관되어 있다는 보고가 있습니다. 인유두종 바이러스는 질, 항문, 구강성교 등 모든 경로를 통해서 전염이 가능하므로 남녀 모두 접종하는 것이 현명합니다.

우리나라에서는 2016년 6월 20일 NIP(National Immunisation Program)을 통해 약 47만 명의 만 12세 이하 여자아이들에게 무료 백신 접종을 시작했습니다. 세계적인 추세에 발맞추어 우리나라도 여성의 건강과 자궁암 예방을 위해 국가에서 무료 접종을 시작한 것입니다. 너무도 다행스럽고 감사한 일입니다.

'만 12세 이하'라는 기준에 숨은 비밀

여기서 한 가지 의문이 드실 수도 있습니다. 왜 만 12세 이하가 기준이 될까요?

많은 연구진들은 오랜 시간 동안 자궁암의 원인을 연구한 끝에, 대부분의 인유두종 바이러스가 성적인 접촉을 통해 감염된다는 사실을 알아냈습니다. 인유두종 바이러스는 그 종류가 너무 많아서 번호를 붙여서 언급하는데, 그중 16번과 18번에 감염될 경우 빠른 속도로 자궁암으로 진행된다는 것을 알게 되었습니다.

만 12세 이하로 기준을 둔 것은, 성적인 접촉을 시작하기 전에 주사를 맞아서 항체가 생기면 자궁암 예방 효과가 더 크기 때문입니다. 하지만 이미 성적인 접촉을 한 경우나 출산을 경험한 사람도 백신을 맞는 것이 좋습니다.

특히 이 바이러스는 상처를 타고 상피안으로 침입하므로 질과 자궁경부등에 상처가 생기지 않도록 하는 것이 중요하며 백신을 맞으면 이미 감염된 경우도 잘 치료된다는 보고가 있어 권하고 있습니다. 또한 바이러스에 대한 노출은 평생에 걸쳐서 일어나므로 앞으로의 감염에 대비하기 위함입니다.

자궁암 백신은 16, 18번 고위험군의 인유두종 바이러스에 대항할 항체를 형성하게 하는 기전의 역할을 합니다. 오랜 진료 경험에 비추어 보면 백신을 맞은 사람이 맞지 않은 사람에 비해서 자궁암 검진 결과가 좋지 않더라도 그 정도가 약하고 천천히 진행되거나 고위험군에는 걸리지 않는 경우가 많았습니다.

일단 인유두종 바이러스가 자궁경부의 세포에 감염되면 평균 약 2년간 세포 안에 머물면서 세포가 정상기능을 하지 못하는 비정형세포로 변화시킵니다. 바이러스는 자궁경부의 세포와 분비물을 묻혀서 PCR(polymerase chain reaction)로 정확하게 검사됩니다.

바이러스에 감염되었다고 하면 다들 '어떻게 치료하나요?' 하고 묻지만 아직 이 바이러스에 대한 치료제는 없는 상태라서 백신을 맞는 것이 더욱 중요합니다. 최근의 연구에 의하면 엽산(folic acid)이 체내에 충분한 경우 바이러스가 좀 더 빨리 사멸되어 사라지는 것으로 되어 있어 엽산 섭취를 권하고 있습니다.

16, 18번 외에도 인유두종 바이러스의 종류는 많은데, 최근에는 16, 18, 6,11번을 포함한 9가지 종류의 인유두종 바이러스에 대한 백신, 즉 '9가 백신'도 출시되어 그 효과가 더 향상되었습니다.

6, 11번에 감염될 경우에는 자궁암과는 직접적인 관련은 없지만 외음부나 질 부위에 곤지름이라 불리는 바이러스성 사마귀가 자라게 됩니다. 곤지름은 성 접촉을 통해 전염되고 점점 커지므로 조기에 발견하여 치료하는 것이 중요합니다. 너무 커져서 외음부의 피부를 완전히 소작하거나 수술로 제거해야 하는 심각한 경우로 발전하는 것을 막기 위함입니다.

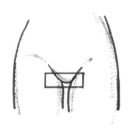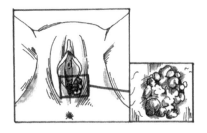

G 양은 24세에 난생 처음으로 성 접촉을 하게 되었습니다. 사랑하는 사람을 만나 몇 번의 성관계를 가진 후 외음부에 뭐가 만져진다고 내원하였습니다. 눈으로 보기에도 곤지름이 자명하였습니다. 확실한 확인을 위해 조직을 검사하고 모든 부분을 전기로 소작하여 없애는 시술을 했습니다. 외음부는 예민하고 통증이 심했으며 항문 부위와 질 안에도 배추꽃 모양의 크고 작은 곤지름들이 많았습니다.

치료하는 도중에 다시 재발하는 아주 힘든 과정을 통해 약 2개월의 치료 끝에 거의 완치되었지만, 지금도 규칙적으로 검진을 하면서 재발하는지 관찰하고 있습니다. 알고 보니 남자 친구도 이미 곤지름이 발생했지만 그냥 별일 아닌 것으로 생각하고 콘돔도 사용하지 않아 발생된 일이었습니다. 얼마나 고생을 했는지 다시는 성 접촉을 하기 싫다며 도리어 평생 성에 대한 부정적인 감정을 가져갈 것 같아서 마음이 좋지 않았습니다.

어린 나이에 성적인 접촉을 되도록 피하라고 주장하는 건 자궁암 때문이기도 합니다. 나이가 어릴 경우, 아직 세포들이 성숙되지 않아서 더 쉽게 바이러스에 감염되고 자궁암에도 더 쉽게 걸릴 수 있기 때문입니다. 또한 성관계 파트너 수가 많을수록 더 많은 바이러스에 노출될 확률이 높으므로 자신의 건강을 위해 지양하는 것이 좋고 가능하면 콘돔을 사용하는 것이 좋습니다.

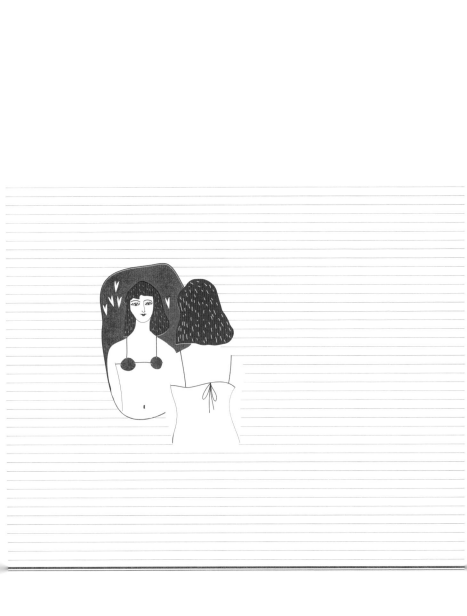

Part 3

성(性),
항상 최우선은
나 자신

모든 부분에서 똑 부러지고 당찬 당신,

자신의 몸에 대해서도

성(性)에 대해서도

올바른 가치관과 자기결정권을 가지고 있나요?

당신의 성 가치관은 정말 당신 것인가요?

무엇보다 중요한 성(性) 가치관

모든 문제의 첫 단추

"도대체 어디서부터 잘못된 걸까?"

문득 이런 의구심이 떠오를 때가 있습니다. 저 역시 그랬지요. 20년 넘게 수많은 분만과 수술, 치료 등을 해 왔습니다만, 원치 않는 임신과 낙태라는 어려운 문제 앞에서는 항상 갈등을 겪고, 내가 할 수 있는 일이 무엇일지 고민했습니다.

가장 처음 생각한 해결법은 피임 교육이었습니다. 생각 외로 많은 여성들이 피임에 대해 잘못된 상식을 갖고 있음을 깨닫고, 지역 여성회관 등에서 실시하는 성교육, 피임 교육 등에 강사로 참여하기 시작했죠. 그 후로도 올바른 피임법을 알리기 위해 저를 부르는 곳이 있으면 달려가서 강의를 했습니다.

하지만 이내 더 근본적인 문제가 숨어 있음을 깨달았습니다. 미혼모, 낙태, 성감별 등 사회적인 문제의 배후에는 여성의 성(性)에 대한 가치관 문제가 깊이 자리하고 있었습니다. 결국 저는 성 문제를 전문으로 치료하는 산부인과 의사가 되기로 결심했습니다.

물론 시작부터 쉽지 않았습니다. 성 문제를 거론하기도 어렵고, 성 클리닉을 운영하는 참고 모델도 없었으며, 지금도 마찬가지지만 국내 유수의 대학병원과 종합병원에도 성 문제를 전문적으로 치료하는 곳이 없었습니다.

그래도 용기를 내어 조금씩 공부를 시작했습니다. 이 과정에서 전 부산의대 김원회 교수님께서 역사적·문화적·성학적인 지도를 해 주셨고, 성 심리의 영역에서는 호주에 계시는 홍성묵 교수님의 가르침을 받았습니다. 이외에도 성 문제에 관심이 많은 몇몇 의사들과 모임을 갖고 서로의 지식을 나누며, 생각과 치료의 영역을 넓혀 갔습니다.

그러던 중 30대 후반의 여성 환자를 만나게 되었습니다. 그녀는 자궁암으로 자궁 전체와 주변의 임파선을 절제하고 항암치료를 받은 상태로 병원을 찾아왔습니다. 자신은 자궁을 절제해서 이제 여성으로서 성적인 기능을 할 수 없다면서 울먹였습니다. 실제로 수술과 항암치료 등으로 남아 있는 질과 외음부 등이 위축되고 건조하여 일상생활도 불편한 상태였습니다.

그 당시만 해도 자궁을 적출하면 '빈궁마마'라고 부르며 이제 여성이 아닌 중성이 된 것처럼 여성성을 무시당하기 쉬웠습니다. 그러나 의학적으로 보면 전혀 그렇지 않습니다. 그 후 상담과 세심한 케어를 통해 차츰 난소의 기능도 회복되어 호르몬이 증가하기 시작했고, 자신감도 생겨 이전보다 더 건강하고 즐거운 부부생활을 하게 되었습니다.

이처럼 올바른 지식과 의료진의 세심한 관심, 사회적인 지지가 있다면 질병 이후에도 행복한 생활을 할 수 있음을 목격하면서 더욱 남녀 간의 성 문제에 열정을 가지고 연구하며 치료하는 계기가 되었습니다.

개인의 문제가 아닌 사회의 문제

성은 지극히 개인적이고 내밀한 문제 같지만, 내부를 깊이 들여다볼수록 개인의 가치관과 사회의 가치관이 긴밀히 연결되어 있다는 걸 깨닫게 되었습니다. 그러다 보니 혼자의 힘으로 해결되는 것도 아니고, 마치 태평양에 돌 던지기와 같은 시간을 보내고 있음을 깨닫게 되었지요.

게다가 그동안은 한 개인의 불편함을 치료하고 사는 데 집중해 온 터라, 제 자신의 사고가 편협하고 폭이 좁다는 걸 알게 되었습니다. 성 문제를 해결하기 위해서는 먼저 사람을 이해하고, 사회 속에서의 관계를 이해해야 하는데, 그러기에는 스스로의 인문·사회학적 지식이 터무니없이 부족하다는 걸 느낀 것이지요. 문을 열고 들어가서 해결하면 될 것 같았는데 들어가 보니 두 개의 문이 더 있고 또 각각의 문에 들어가면 또 다른 문들이 더 많이 보이는 것입니다.

이렇게 인간의 심리와 관계와 성적인 문제는 사회 전반에 걸쳐 있었습니다. 순간, 빙산의 일각을 보며 이것들을 해결해 보겠다고 열심히 노력한 자신이 너무나 작게 보이고 도저히 나 혼자의 힘으로는 이 큰 빙산을 해결할 수 없을 것 같은 갈등 속에서 저는 점점 자신감을 잃었습니다. 무능한 일개 산부인과 의사가 여성의 성 문제를 해결하겠다고 몇 년간 노력한 것이 터무니없어 보였습니다.

결국은 병원을 접고 세 딸들과 함께 캐나다로 떠나게 되었지요. 인생에 신선한 공기가 필요하다는 핑계를 대고 말입니다. 일부러 아는 사람도 없고 크지도 않은 작은 도시에 정착하여 그동안 내가 짊어지고자 했던 짐들을 다 던져 버리고 가뿐하고 마음 편하게 아이들과 시간을 보내며 살림도 하고 평화롭게 지내려고 했습니다.

캐나다에 가기 전에 성교육을 하며 병원을 운영하기 위해서는 필요한 공부라고 생각하여 숙명여대 향장미용대학원을 다니던 중이었습니다. 여성들이 사용하는 화장품은 어떻게 만들어지며 왜 사용해야 하는지를 공부하기 위한 시작이었습니다. 그러나 병원도 그만두고 온 먼 캐나다에서 이런 공부가 무슨 의미가 있나 싶기도 했고, 세 아이들을 먹이고 입히고 운전하면서 보살피는 일이 만만치 않았습니다.

그래도 이왕 시작한 공부이니 온라인으로라도 마지막까지 해 보라는 주변의 권고를 듣고 온라인 강의를 듣고 숙제도 내고 결국은 논문을 마무리하여 석사 과정을 마치게 되었습니다. 그 당시에는 마치 영원히 외국에서 살 것처럼 생각했기 때문에 공부했던 것들이 내 인생과는 전혀 상관이 없을 것이라고 생각했습니다. 그러나 지금 진료를 하면서 그때 공부했던 내용들이 얼마나 많은 도움과 이해를 주는지 모릅니다.

캐나다에 가 보니 생각했던 것보다 더 합리적인 생활교육을 하고 있었습니다. 어떻게 칫솔질을 해야 치아가 건강한지 전문가가 저학년 학생들을 찾아와서 칫솔도 나누어 주면서 가르쳤고, 기침을 할 때면 타인에게 피해를 주지 않도록 자신의 소맷자락에 대고 해야 하며 감기에 걸리면 학교에 나오지 말고 집에서 쉬면서 회복하는 것이 가장 좋은 방법이라고 포스터를 크게 붙여 놓았습니다.

사이렌 소리를 울리며 급박한 상황을 대비한 훈련을 매달 실시하고, 2008년에 우리 아이들도 다니던 초등학교의 고학년 학생들은 학교에서 자궁암백신을 무료로 제공받고 있었습니다. 고등학교에서는 이미 피임에 관한 것들을 실제적으로 가르치고 마약과 술 등에 대한 교육과 가치관을 형성하도록 돕고 있었습니다. 반면에 이혼한 가정들이 참 많고 새엄마나 새아빠와 지내는 아이들이 많아서 간혹 당황스러울 때도 있었습니다.

말도 잘 통하지 않고 아는 사람도 없는 이국땅 그 막막한 환경 속에서 한 가지 깨달은 것이 있다면, 결국 사람이 살아가는 곳은 어디든 비슷하다는 것이었습니다. 물론 그곳은 개인의 생각과 가치관, 다양성을 인정하는 폭이 우리나라보다 훨씬 넓었습니다.

진료실과 익숙한 환경을 떠나 아침마다 하염없이 내리는 눈과 싸우며, 아이들을 돌보고 학교에 보내는, 이전과는 전혀 다른 삶을 경험하며, 사람이 산다는 것, 서로가 공존한다는 것, 여성과 남성이 같이 산다는 것에 대해 조금 다른 각도로 다양하게 생각하게 되었습니다.

그러고는 다시 한국으로 돌아와 내가 잘할 수 있는 것은 여성의 건강에 대한 관심이며, 성 문제를 해결하면서 의사로서 만족감을 얻는 것이 얼마나 소중한 일인가를 깨닫게 되었습니다. 내가 사회문제를 모두 해결할 수는 없지만 개인의 불편함과 성 문제를 해결하기 위한 지대한 관심과 열정을 쏟는다면 언젠가 여성이 행복한 사회를 만드는 작은 밑거름이될 것이라는 확신을 가지게 되었습니다.

그 후 분당에 여성의 성 문제를 집중적으로 다루는 병원을 개원하게 되었습니다. 여성의 성 문제는 여전히 존재하고 있었고, 생식기를 관리하는 기준이 없어서인지 아니면 누구도 제시해 주지 않아서인지 잘못된 오해로 인해 많은 여성들이 고통받는 모습을 다시 보아야 했습니다. 생리대로 인한 환경호르몬의 문제뿐 아니라 성폭력과 관련된 사건 사고들, 성매매와 낙태 문제 등 산적한 현안들이 다시 시야에 들어오기 시작했습니다.

의사가 할 수 있는 일을 나 있는 곳에서부터 실천하자고 생각하고 오늘도 매일 32명의 예약된 환자들과 그들의 불편함과 도와야 할 일들과 씨름하며, 울고 웃으며 지내고 있습니다. 사회는 개인으로 이루어져 있고 개인의 생각과 행동이 바뀌면서 사회도 점차 나은 곳으로 변화할 것입니다. 특히 여성의 사회생활이 활발해지고 많아지고 있으므로 이들이 여성이라는 이유로 불편하지 않도록 건강하고 당당하게 생활할 수 있도록 진료실에서 열심히 도우려고 합니다.

그녀가 남편과 사랑을 나누지 못하는 이유

"결혼하고 아직 한 번도 관계를 갖지 않았어요."

"결혼한 지 얼마나 되셨죠?"

"6개월이요. 이것 때문에 남편과 사이가 좋지 않아요."

30대 초반의 환자분은 큰 짐을 내려놓듯 제게 고민을 털어놓 았습니다. 병원을 개원하고 얼마 되지 않아 찾아온 환자분이었 죠. 혹시 신체 구조에 문제가 있는지 확인해 보았지만 어떤 문 제점도 찾을 수 없었습니다. 저는 이것이 마음의 문제임을 알 게 되어 오랜 시간 편안한 분위기에서 환자와 이런 저런 이야 기를 주고받았습니다. 그리고 이것이 잘못된 관념에서 비롯된 것임을 알게 되었습니다.

환자분에게는 결혼을 먼저 한, 나이 차이가 많이 나는 언니 가 있었습니다. 그런데 결혼한 언니와 대화를 나누면서 언니로 부터 첫 성 접촉이 너무 아프고 힘들어서 죽을 뻔했다는 이야 기를 들은 것이지요.

이후로 성 접촉에 대한 자신의 관념은 '아픈 것!'으로 굳어 버 렸고, 몇 년이 흘러 결혼을 한 후에도 막상 성관계를 하려고 하면 언니가 말한 게 생각나서 막연한 두려움에 휩싸인 것입니 다. 아플 것 같아서 피하고 도망 다니다가 결국 결혼 후 6개월 동안 성관계를 하지 못했고, 이유를 모르는 남편이 불만을 표 출하면서 부부 사이에 불화가 생긴 것입니다.

이런 경우는 결혼하고 일주일 이내부터 최장 8년까지 아주 다양했으며, 저의 진료 경험상 지금도 꾸준히 이런 문제로 병 원을 방문하는 여성 혹은 커플들이 있습니다.

사실 질병이나 염증으로 인한 통증은 치료하는 것이 그리 어렵지 않습니다. 정말 어려운 것은 마음의 질병이지요. 어린 시절 누군가에게 들은 한마디, 누군가의 성추행, 그리고 누군가와의 관계가 어그러진 것 등이 평생 한 여성의 인생을 좌지우지하기도 합니다.

성적인 즐거움을 죄악시한다면?

이러한 환자분들을 만나고 이야기를 나눌 때마다 성관계에 대한 올바른 지식과 이미지를 전달하는 일이 얼마나 중요한지 깨닫게 됩니다.

물론 다른 원인도 많습니다. 그중 흔한 것으로는 종교적인 이유로 성을 억압하고 생각조차 피하는 경우, 성폭행이나 좋지 않은 경험으로 관계에 대한 거부감이 생긴 경우, 자신의 몸(특히 외음부)에 자신이 없는 경우가 있습니다. 물론 간혹 구조적으로 성관계를 갖는 데 어려움을 겪는 분들도 계십니다. 이런 분들은 수술이나 시술 등으로 문제를 해결할 수 있습니다.

성과 관련된 문제는 자세한 원인을 파악하는 게 무엇보다 중요합니다. 직접 만난 환자분들 가운데 종교적인 이유로 개인의 순결을 중요시하고, 성적인 생각을 아예 피하려 하는 경우도 상당히 많았습니다. 이런 분들은 대개 혼전순결을 추구하고, 성적인 생각이 드는 것 자체에 죄책감을 느끼며, 성적인 즐거움을 추구하거나 찾는 것을 죄악으로 여깁니다.

인간의 기본적인 욕구인 성욕이 아름답게 사용되면 관계에 있어서나 창의적이고 예술적인 면에서도 아주 긍정적으로 승화됩니다. 그러나 죄악시하고 피하려 한다면 먹지 않고 배부르려 하는 것과 비슷하여 피할 수 없는 어려움에 부딪히는 경우가 많답니다. 특히 건강한 성관계를 시작하고 누리지 못해서 더욱 안타깝습니다.

물론 성적인 가치관이 확실하다는 것은 좋은 일이고, 그동안 그 가치관에 따라서 잘 살아온 것은 칭찬받아 마땅한 일이라며 격려하고 박수를 보냅니다. 그러나 이것이 정상적인 부부생활에까지 영향을 끼칠 때에는 상담을 통해 문제를 해결하면 됩니다.

다만 점점 개방적으로 변해 가는 시대와 자신의 생각이 맞지 않아서 괴로워하는 경우라면 그러지 않아도 된다고 말씀드립니다. 시대의 흐름은 시대의 흐름일 뿐, 개인에게 매우 중요한 성 가치관까지 유행을 따를 필요는 없기 때문입니다.

올바른 성 가치관의 중요성

제가 가장 걱정하는 분들은 성에 대해 생각해 본 적이 없고, 가치관이 제대로 형성되지 않은 경우입니다. 이런 경우, 시대의 유행에 등 떠밀리듯 가치관이 형성되거나 다른 이의 의견을 비판 없이 따를 수 있기 때문입니다. 성에 대한 생각은 자신의 몸에 대한 결정권과 연결되기 때문에 반드시 스스로 고민하고 만들어 나가야 하는 부분입니다.

그렇다면 우리의 기본 본능인 성욕을 어떻게 생각하고 받아들여야 할까요? 인간이 성욕을 느끼는 건 당연하고 정상적인 일입니다. 따라서 무조건적으로 성욕을 억압하고 죄악시하는 것은 좋지 않습니다. 성은 아름다운 것이며, 생명을 잉태하기 위한 기본적인 행동 양식이고, 평생토록 파트너와 함께 누릴 수 있는 즐거움 중 하나입니다.

따라서 개개인은 건강한 성적 자존감과 가치관을 형성해야 하며, 사회는 성적인 욕구를 건강하게 해소하고 승화하는 분위기를 형성해야 합니다. 성욕은 건강하게 사용된다면 인생과 사회에 엄청나게 긍정적인 에너지를 부여할 것이며, 반대로 악용된다면 사회에 심각한 문제를 초래할 것입니다. 최근 대두되는 성폭력, 데이트 폭력, 성추행, 강간, 성의 상품화 등이 바로 이렇게 초래된 문제들입니다.

'예스'와 '노'는
스스로 결정할 것

성관계에서 가장 중요한 건 자기 자신

"첫 성관계는 언제쯤 하는 게 좋나요?"

이 질문은 오프라인보다는 온라인에서 제가 자주 받는 질문 중 하나입니다. 섹슈얼 타이밍(sexual timing)을 이야기하려면 먼저 남자와 여자의 차이를 아는 게 중요합니다. 저 역시 한 남자와 결혼하여 25년 이상을 살아왔지만 아직도 다 이해 못하는 것이 남녀의 차이 같습니다. 물론 남자와 여자도 개개인마다 특성이 다르듯 크고 작은 차이가 있습니다.

성호르몬에 입각하여 그 차이에 대해 고민해 보고 여러분과 이를 나누고자 합니다. 우리 몸 안에서 화학 작용을 하는 호르몬은 나노그램(ng) 정도의 미량이지만 조금만 많거나 적어도 우리 몸에 엄청난 영향을 끼칩니다.

예를 들어 여성에게 흔한 갑상선 기능의 문제도 소량의 호르몬이 내는 차이로, 과다하면 엔진 과열과 같은 상황이 발생하여 혈압이 올라가고 성격이 급해지며 눈이 커지고 행동도 과다해집니다. 반면 갑상선 호르몬이 저하될 경우, 무거운 차를 소량의 기름으로 돌리듯 온몸이 무겁고 대사가 느려지며 자주 피곤을 느끼게 됩니다.

그렇다면 남녀의 성호르몬 차이는 어떨까요? 성적인 충동을 일으키는 성호르몬의 정상치는 남성이 여성에 비해 일반적으로 10배~100배 정도 높습니다. 『화성에서 온 남자, 금성에서 온 여자』라는 책이 있듯이, 남녀는 감성이나 사고방식 등에서 차이를 보입니다. 여기에는 성호르몬의 수치 차이도 분명 큰 영향을 끼칠 것입니다.

성 호르몬이 많은 남성은 보편적으로 여자보다 성적인 욕구가 강합니다. 남성의 경우, 사랑하는 사람과 성관계를 하는 동안 진심으로 이 여자를 사랑하고 평생을 책임을 질 수 있다는 생각을 갖게 됩니다. 그러나 성관계를 마치고 나면 후회나 미련, 현실적인 고민 등 또 다른 감정이 몰려옵니다. 이처럼 남성은 성관계 전후의 호르몬 변화가 심한 편입니다.

남성은 이렇게 성관계 자체를 중요시 여기고 이를 바로 실천하려는 호르몬의 급한 요구가 있습니다. 말 그대로 급한 요구인 경우가 많아서 급한 일을 마치면 언제 그랬냐는 듯 마음이 달라지기도 합니다. 물론 모든 경우가 그렇다는 것은 아니고 항상 예외도 있지만, 특히 임신 준비가 되지 않은 미혼의 경우에는 더욱 그렇습니다.

여성은 정서적으로 공감대를 형성하는 관계를 먼저 추구합니다. 공감대가 충분히 형성되지 않으면 마음과 몸이 열리지 않아 성 접촉을 하기가 쉽지 않습니다. 사랑받고 소중히 여겨지고 마음이 충분이 열리는 경우 성적인 접촉을 시도하고 그후에는 더 깊은 관계와 애착을 갖고 또 요구하게 됩니다.

이때 서로가 성을 바라보는 관점의 차이를 모르면 남자와 여자 모두 상대도 자신과 동일한 생각과 느낌을 갖는다고 착각하고 오해하여 관계가 깨어질 수 있습니다.

준비되지 않았다면 "NO"라고 말할 것

제가 걱정하는 부분이 바로 이 점입니다. "첫 성관계는 언제쯤 갖는 게 좋을까요?"라는 질문 이면에는 '남자 친구가 자꾸 요구하는데, 계속 거부하다가 혹시 나를 싫어하게 되면 어떡하지?'라는 불안감이 숨어 있을 때가 많습니다. 그래서 고민하다가 덜컥 첫 관계를 갖고 후회하는 경우도 있습니다.

물론 스스로 준비가 되어 있고, 사랑하는 사람과 육체적 관계를 나누고 싶다는 자연적인 욕구로 갖는 능동적 관계라면 크게 문제가 되지 않습니다. 제가 걱정하는 부분은 나의 욕구가 아니라 상대의 욕구 때문에 마지못해 첫 관계를 갖는 수동적 자세입니다. 성욕이나 확신보다는 상대와의 관계를 지속하기 위해, '나를 이렇게 원한다는 것은 진정으로 나를 사랑하는 거야.'라는 혼자만의 착각에, 더 친밀해지기 위해, 이 사람을 놓치지 않기 위해서 상대의 요구에 응할 경우 문제가 발생하게 됩니다.

남녀가 서로에게 좋은 감정을 느끼는 단계에 들어서면 몸 안에서 프로락틴, 옥시토신, 바소프레신 등의 호르몬이 상승하면서 흥분된 감정과 편안한 행복감 등을 느끼고 이 사람을 독점하고 싶은 생각이 듭니다. 다만 호르몬이 상승하면서 이러한 감정을 느끼는지, 감정상의 변화가 호르몬을 상승시키는지는 아직 밝혀지지 않았습니다.

중요한 것은 이 호르몬의 영향이 짧으면 몇 개월, 길면 1년 ~2년 이내에 사라지면서 서로의 눈에서 안개가 걷히듯 현실적이고 이성적인 눈을 갖게 된다는 사실입니다.

사랑과 일시적 감정을 혼동하고 있지는 않나요?

사랑에는 많은 책임이 따릅니다. 특히 사랑하는 사람과 나눌 수 있는 가장 깊은 관계인 성관계에는 그만큼 많은 책임이 뒤

따르게 됩니다. 종종 딸들이 저에게 이성 문제에 대해 상담해올 때면 사랑과 감정을 착각해서는 안 된다고 이야기하는 것도 이 때문입니다.

흥분된 감정은 언젠가 사라지기 마련이지만 마치 그렇지 않을 것처럼 우리를 속이는 것도 감정입니다. 사랑은 서로의 인생에 대해 책임을 지려는 의지를 갖춘 상태에서 맺는 인격적 관계라고 생각합니다. 이런 관계를 맺은 후에야 사랑의 표현으로 가장 깊은 의사소통인 성관계를 하는 것이 안전한 경우가 많습니다.

오늘날 우리 사회는 사랑한다면(아마도 일시적이고 감정적인 경우가 많습니다만) 성관계를 해도 괜찮다고 주장하고, 그것이 마치 자신을 잃지 않고 행복하고 즐겁게 사는 방법인 것처럼 말하고 있습니다. 그러나 진료실에서 그 결과로 고민하고 슬퍼하고 아파하는 수많은 여성을 보면서, 이렇게 예측 가능한 결과를 모른 척하고 순간의 즐거움을 권장하는 건 앞뒤가 맞지 않다고 느꼈습니다.

상대의 요구에 따라 혹은 시대의 흐름에 따라 성관계를 맺을 필요는 없습니다. 나아가 내게 좋은 감정이 생기고 그것이 사랑이라고 느껴질 때에도 반드시 성관계를 해야 하는 것은 아닙니다. 그것 외에도 서로가 친밀해지는 방법은 얼마든지 있습니다. 그러므로 적절한 시기가 올 때까지 성관계를 미룬다고 해서 관계에 문제가 생기는 것은 아니며, 도리어 서로 확실한 가치관을 확인하고 더 나은 관계로 발전할 수 있다고 얘기하고 싶습니다.

"저한테 무슨 문제가 있는 걸까요?"

산부인과에서는 정확한 진료를 위해 성관계 유무를 묻곤 합니다. 제 진료실에는 주로 20대~30대 여성들이 많이 찾아옵니다. 30대가 지나서도 성 파트너가 없거나 성경험이 없는 환자분들 중 몇몇은 자신에게 문제가 있다고 생각하여 위축된 모습을 보이기도 합니다.

"제가 여자로서 매력이 없나 봐요." 이런 말을 하는 분들에게 질문을 해 보면 자신이 매력이 없어서, 능력이 없어서 한 번도 성적인 접촉이 없었다고 부끄러워합니다.

최근에는 '사귄다', '남자(여자) 친구가 있다'는 의미를 '성관계를 한다'는 의미로 확대 해석할 정도로 성관계를 쉽게 생각하는 경향이 있습니다. 아마도 이런 경향과 무관하지 않은 반응이겠지요.

성관계를 한다고 자랑스러워할 일도 아니고, 안 했다고 부끄러워할 일도 아닙니다. 개인적인 가치관에 의해 성관계를 하든 하지 않든, 자신 있고 당당하게 자신의 생각을 밝힐 수 있어야 합니다. 책임 없이 되는 대로 성적인 행동을 하는 것 또는 성관계 자체를 죄악시하거나 더럽게 여기는 경우를 더 부끄럽게 여겨야 하지 않을까요?

스스로가 "사랑한다고 반드시 성관계를 해야 하는 것은 아니야.", "아직 성 경험이 없어도 괜찮아."라거나 "나에게 성관계는 서로를 알아 가는 과정의 일부일 뿐이야. 이로 인한 어떤 결과도 받아들일 준비가 되어 있어.", "나는 성관계를 해도 안전하고 꼭 필요한 관계라고 생각해."라는 자기 확신이 있어야 합니다. 성에 대해서는 스스로 가치관과 주도권을 갖고 고민하여 행동하는 것이 매우 중요합니다.

스킨십,
어디까지 괜찮은 걸까?

그 미묘한 경계에 대해

스킨십, 어디까지 괜찮을까?

우리는 사람과 소통할 때 친밀함의 정도에 따라 접촉의 강도를 결정합니다. 예를 들어, 사업상 만난 상대나 가끔 만나서 안부를 묻는 지인의 경우, 악수를 하거나 고개를 숙여 인사를 나누지요. 하지만 친한 친구는 반갑다고 안아 주기도 하고, 붙잡고 기뻐하기도 합니다.

더 깊은 관계에서는 매일 연락을 주고받으면서 어제는 뭘 먹고 뭘 하고 지냈는지 이야기하고, 힘들었던 일을 서로 나누기도 하면서 정서적 교류를 나눕니다. 소위 말하는 절친에 해당되겠지요. 손을 잡는 정도의 관계, 키스를 하는 것, 신체의 일부를 접촉하는 것 그리고 가장 깊은 관계는 서로 성적인 접촉을 하는 단계입니다.

　성 접촉은 보통 남녀 간에 이루어집니다. 성적 소수자의 경우는 추후에 다루기로 하고, 다수의 경우를 예로 들겠습니다. 서로 만나고 알아 가면서 사귐이 깊어지면, 친밀감과 유대감으로 인해 호감도가 상승하지요. 이런 과정은 서로 다른 환경에서 성장한 남녀가 꼭 가져야 할 시간이기도 합니다. 그런데 이때 과연 어디까지 신체 접촉을 해야 할지 문제가 되지요.

　생명과 건강 두 가지 측면에서 이 문제를 풀어 가고자 합니다. 우리의 신체, 특히 여성의 신체에는 생명을 탄생시키고 키우기 위해 만들어진 부분이 있습니다. 아기를 키우는 자궁과 아이가 성장할 수 있도록 젖을 먹이는 가슴(유방)이 바로 그런 곳들이지요. 남성의 경우 음경(페니스)이 이에 해당되겠지요?

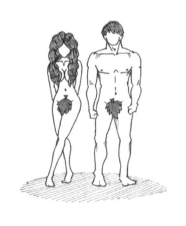

　이 세 기관은 생명을 잉태하고 낳아도 된다는 가정하에 접촉하는 것이 가장 이상적이라고 생각합니다. 좋은 감정을 나누고, 관계가 깊어지는 것은 아름답고 지향할 만한 일이지만, 그러한 행동에 따라 발생

할 수 있는 여러 문제들을 오랫동안 관찰하고 치료하는 과정에서 제가 정한 기준입니다. 물론 이 기준은 제가 의사로서 내린 기준이며 모든 사람에게 강요하는 것은 아니고 엄마로서 딸들에게 해 주고 싶은 이야기입니다.

10대의 성, 일단 먼저 알아야 한다

10대 후반, 20대 초반인 딸아이들을 키우면서 우리나라의 현실에 안타까움을 느낀 게 한두 번이 아닙니다. 우리나라의 청소년들은 성관계에 대한 자신만의 가치관을 형성할 시간도 없이 입시와 경쟁에 시달리고 있습니다. 당연히 청소년기의 그 강한 호르몬 욕구를 해결하거나 승화하는 법, 통제하는 법도 배우지 못하지요.

진료실에서 진료를 하다 보면 잘못된 성 접촉으로 고생하는 청소년들을 종종 만나는데 그럴 때마다 너무 안타깝고 속상해서 화가 나기도 합니다. 이런 병은 본인이나 부모 혹은 학교에서 조금만 관심을 갖고 주의한다면 예방하거나 조기에 치료할 수 있습니다. 하지만 잘 몰라서 혹은 감추려고만 하다가 병을 키워 올 때가 많습니다.

아직 성인이 되지 않은 여성은 자궁 경부의 상피세포가 미성숙하고, 질 역시 세균의 감염에 취약한 상태입니다. 이때 성적인 접촉을 할 경우 인유두종 바이러스, 임질, 트리코모나스 등의 염증에 걸릴 확률이 높습니다. 특히나 인유두종 바이러스의 경우, 외음부와 성기에 사마귀를 일으켜서 자신의 몸에 대한 자존감이 낮아질 수 있습니다. 게다가 화학적인 약물이나 전기적인 소작을 통해 치료해야 하기 때문에 그 과정이 복잡하고 고통스럽습니다.

여기서 멈춘다면 다행입니다만, 인유두종 바이러스 중 대부분이 자궁경부암을 일으키는 원인이 될 수 있어 이후에도 주의를 기울여야 합니다. 이 바이러스는 나이가 어릴 때 성 접촉을 할수록, 여러 명의 성적인 파트너를 가질수록 발병 위험이 높아져서 심지어는 10대 후반, 20대 초반에 자궁경부암으로 진행되어 원추 절제술이나 자궁 척출을 하는 경우도 있습니다. 적어도 20대 성인이 되어서 성 접촉을 하는 것은 이런 건강상의 이유도 뒷받침됩니다.

그 외 감염성 세균 질환도 항생제를 사용하면서 약 2주 정도 치료해야 하고, 질 부위를 소독하면서 항생제가 잘 듣는지 확인해야 합니다. 최근에는 항생제에 내성을 갖는 균주도 많이 생겨나서 성 관련 염증을 치료하는 데 어려움이 따르고 있습니다. 게다가 성 관련 염증의 경우, 남성에 비해 여성이 겪는 불편함과 합병증이 더 많습니다.

조금 더 신중하게

남성의 경우, 성기의 구조상 균검사의 정확도가 약간 낮고, 나타나는 증상도 미미한 편입니다. 반면 여성의 성기는 외부로는 피부로 연결되지만, 질이라는 구조를 통해 자궁경부와 통하고, 자궁 체부를 타고 나팔관을 거치면 바로 '복강'이라고 부르는 배 속과 연결되는 열린 구조입니다. 추후에 임신을 위해서 이런 구조를 갖고 있는 것이지요. 따라서 단순한 염증도 언제든지 배 속으로 타고 들어가 심각한 염증으로 발전할 수 있습니다.

단순한 질염도 쉽게 생각해서는 안 되는 이유입니다. 면역력이 약화되어 질염이 심각한 상태로 발전할 경우, 자궁경부염과 자궁내막염은 물론, 나팔관을 통해 감염이 진행되어 골반염으로 이어질 수 있습니다. 이는 심한 복통을 일으키며 추후 불임으로까지 이어질 수 있습니다.

10대의 경우, 성 접촉의 시기도 이를 뿐 아니라 피임법은 물론 성병에 대한 지식도 거의 없어서 안타까운 결과를 초래할 때가 더 많습니다. 물론 10대의 성욕 역시 무시하지 못할 문제입니다. 사실 성욕은 식욕, 수면욕과 함께 인간의 피할 수 없는 기본 욕구에 속합니다. 위의 세 가지가 다 충족되어야만 인간은 안정되고 편안한 느낌을 받습니다.

하지만 성생활을 평생토록 즐겁고 행복하게 누리려면, 먼저 성에 대한 올바른 지식과 함께 성을 어떻게 접하고 다루고 유지하며 살 것인지에 대한 자신만의 가치관을 가져야 합니다. 이러한 가치관은 개인마다 차이가 있을 수 있지만 반드시 포함되어야 하는 것이 있습니다. 바로 성을 생명과 연결 지어서 생각하는 것과, 평생 건강하게 누리겠다는 다짐입니다.

요즘 아이들을 보면 이리 치이고 저리 치이느라 참 힘들어 보입니다. 하지만 지적인 성숙만 중요하게 여기고 인격의 성숙은 등한시한다면, 어른이 되었을 때 큰 어려움을 겪거나 불행을 자초할 수 있음을 명심해야 합니다.

즐기기 전에
꼭 알아야 할 것

인생의 주도권을 갖기 위해 꼭 알아야 할 피임

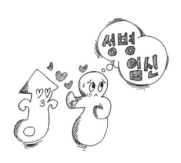

성적 접촉에 대하여

앞서 기술한 모든 것들이 이해되고 자신의 가치관에 따라 성
접촉을 하게 되는 경우입니다.

항상 두 가지 상황을 확인해야 하는데요, **첫째는** 서로가 임신
에 대하여 생각하고 계획해야 하는 것입니다. 임신을 원하지
않는 커플은 서로가 피임을 생각하고 실행해야 합니다. 피임
은 정확하게 둘 다의 책임입니다. 그러나 피임을 하지 않아 임
신을 하게 된다면 결국 그 결과는 여성에게 일어나므로 여성을

배려하여 불필요한 임신으로 추후 문제가 발생하지 않도록 충분한 의사소통이 있어야 합니다.

둘째는 서로가 성병 여부를 사전에 확인하고 상대방의 안전을 위해서 대화를 나누어야 하는 것입니다. 둘 다 성병에 문제가 없고 동의가 되는 경우에만 성 접촉을 시도하는 것이 좋습니다. 분위기에 의해서 술에 취해서 어쩔 수 없이 하는 성 접촉은 결국 누군가에게 피해와 상처를 입히게 됩니다.

진정한 즐거움을 위해 꼭 필요한 피임

인간의 성에는 두 가지 축복이 주어졌습니다. 하나는 생명을 잉태하는 것이고, 다른 하나는 평생 성적인 즐거움으로 파트너와 행복한 관계를 유지하는 일입니다. 이 두 가지는 서로 균형을 잘 이뤄야 하며, 어느 것 하나 소홀히 여겨지거나 다른 것을 위해 희생되어서는 안 됩니다.

인간을 제외한 대부분의 동물은 특별한 경우를 제외하고는 임신을 위해 성관계를 합니다. 즐거움을 위한 성적인 접촉은 거의 없지요. 몇몇 원숭이들은 성적 접촉에서 즐거움을 느끼기도 하지만 인간의 경우와는 확연히 다릅니다.

여성은 초경을 시작하고 폐경이 되기까지 평균 약 35년 동안 가임기로, 언제든 임신이 가능합니다. 물론 실제로 자녀를 원하여 임신을 하는 시기는 평균 10년을 넘지 않습니다. 그리고 폐경이 되어 임신의 가능성이 없어져도 성생활은 건강이 허락하는 한 죽는 날까지도 가능합니다. 그렇다면 나머지 시간 동안의 성적인 접촉은 무엇을 위해 존재하는지 생각해 봐야 합니다.

성관계는 인간의 사회적 관계 가운데서 가장 깊은 의사소통 방법입니다. 아마도 조물주가 신뢰와 즐거움을 위해 인간에게 특별히 허락한 소통 방식이 아닐까 생각합니다. 그러나 다양성과 불완전함으로 인해 성은 즐거움만이 아니라 괴로움과 질병, 때로는 사망에 이르는 엄청난 결과를 가져다주기도 합니다. 이러한 질병을 막기 위해, 그리고 무엇보다도 원치 않는 임신을 피하기 위해 인류는 오랜 시간 연구하고, 다양한 방법을 개발해 왔습니다.

특히 최근에는 여성과 남성 모두 사회생활을 하면서, 결혼을 하더라도 자녀를 갖지 않고 삶을 즐기는 경우, 한 자녀만 갖고 더 이상 낳지 않는 경우 등 다양한 경우가 생겨나고 있습니다. 저 역시 20대~30대 여성을 진료하다 보면 자녀를 둘 이상 낳겠다는 얘기는 거의 듣지 못합니다. 대부분이 결혼을 했거나 할 예정이지만, 자녀를 갖지 않고 인생을 즐기겠다거나 나중에 생각이 바뀌면 하나만 낳겠다는 경우가 많습니다.

이러다가 우리나라의 인구가 너무 심하게 감소하지 않을까

걱정도 됩니다. 물론 자녀를 낳지 않는 데는 개인마다 이유가 있겠지만 사회적 책임도 분명히 있다고 생각합니다. 생명을 소중하게 여기고, 태어난 생명을 편안하게 양육할 수 있는 환경이 조성되기를 바라는 마음입니다만 이런 바람과는 별개로 세월이 흐를수록 세상은 더욱 복잡해질 테고, 각자의 개성과 가치관을 중시하는 경향은 더욱 강화될 것 같습니다.

피임의 역사

성관계를 언제 어떻게 시작하느냐는 사람에 따라 다르겠지만, 그 전에 임신과 피임에 대해 적절한 정보를 갖고 있는 것이 현명합니다. 원할 때 임신을 하고, 원치 않을 때 잘 피하는 것이 무엇보다 중요하겠지요.

역사적으로 보면 B.C 1850년경 이집트 파피루스에는 정자를 죽이기 위해 여성의 질에 꿀, 소다, 악어 똥 등을 삽입한다고 기록되어 있고 숯을 이용하여 향을 피워 여성의 자궁으로 연기를 넣는 피임법을 사용했습니다. B.C 1550년 무렵에는 지금의 탐폰과 비슷한 방법으로 식물의 열매를 꿀과 섞어서 말거나 압축해서 질에 넣는 방식을 사용했습니다.

그리고 B.C 380년경 아리스토텔레스 시대에는 차단피임법의 시초가 되는 방법으로 올리브유와 꿀을 발라서 정자가 통과

하지 못하도록 하였습니다. 레몬을 잘라 자궁 입구에 캡을 씌우고 정자를 살정하는 방법도 이 시기에 사용되었습니다.

50년경 로마 시대에는 버드나무 가루를 사용하기도 하고 부적을 가지고 다닐 것을 권하기도 했습니다. 200년경 소라노스라는 위대한 의사는 생리 전후 금욕을 통해서 생리 주기로 피임을 생각하는 경우도 있었습니다.

1000년 중세시대에 잘 알려진 피임은 석류씨 피임법으로, 석류 안에 들어 있는 호르몬의 영향을 이용한 것 같습니다. 지금 생각하면 이상하고 비효율적인 방식이지만 당시에도 피임을 위해 노력했음을 알 수 있습니다.

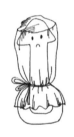

1564년에는 이탈리아의 의사는 린넨으로 페니스 주머니를 만들어서 피임을 시도한 기록을 남겼습니다. 1840년경에는 고무가 발명되면서 남성의 성기에 막을 만들어 정액이 통과되지 못하도록 하는 콘돔이 개발되기 시작했습니다.

1879년에는 영국의 약사 렌델이 질좌약식 피임제를 만들어 판매하기 시작했습니다. 1920년대에는 여성의 질에 삽입하는 '페사리'라는 피임기구가 개발되었고, 1906년에는 살정제 성분의 피임약

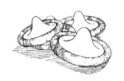

이 출시되고, 추후 목화씨 성분을 추출하여 질에 삽입하는 방식으로 보강되었습니다.

1960년대에는 먹는 피임약과 자궁 내 장치(루프)가 출시되어 발전을 거듭하면서 지금까지 사용되고 있습니다.

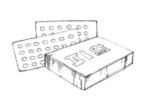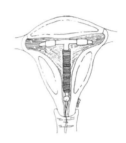

피임에 대한 오해와 편견들

다양한 피임법을 알기에 앞서, 항간에 떠도는 오해와 편견들부터 알아보려 합니다. 어디서부터 떠돌아다닌 것인지 모르겠지만 그동안 구전으로 내려오다가 최근에는 인터넷을 타고 전파된 잘못된 오해들은 다음과 같습니다.

♂ 첫 성관계는 임신이 되지 않는다.
♂ 생리 중에는 임신이 되지 않는다.
♂ 생리 직후 며칠 동안은 임신으로부터 안전한 기간이다.

♂ 성관계 후 샤워를 하거나 질 세척을 하면 임신이 안 된다.

♂ 피임약을 먹다가 한두 달 휴약 기간을 가져야 불임을 막을 수 있다.

♂ 오랫동안 피임약을 먹으면 나중에 임신이 어렵다.

♂ 콘돔을 착용하면 100% 피임이 된다.

♂ 루프를 오래 사용하면 나중에 임신하기 힘들다.

위 조항에 대한 답은 모두 '그렇지 않다'입니다.

나에게 맞는 피임법은 무엇일까?

나에게 맞는 피임법을 알아보기 전에, 가장 일반적이고 널리 사용되는 피임법에 대해 알아봅시다. 크게 세 가지가 있는데 콘돔, 먹는 피임약, 호르몬제 시술입니다.

콘돔의 경우, 사용이 편리하고 가격이 저렴하지만 간혹 터지거나 새는 경우가 있고 사용 중 벗겨질 때도 있어서 평균 성공률은 75% 정도입니다. 간혹은 콘돔을 사용하기 싫어하는 남성이나 콘돔에 묻은 살정제나 오일 성분에 알레르기가 있는 여성도 있습니다. 자주 빠지거나 터지는 경우는 임신 확률이 높으므로 사용을 권하지 않습니다.

먹는 피임약은 최근 젊은 여성들이 많이 사용하고 있지만 아직도 사용률은 전체 피임법의 30%를 넘지 않습니다. 하지만 성공률은 무려 95%에 이릅니다. 특히 생리가 불순하여 조절할 필요가 있거나 여드름이 심한 경우 사용합니다만 간혹은 구역, 구토, 출혈 등의 부작용으로 사용을 못하기도 합니다.

호르몬제 시술은 최근 많이 증가하고 있는데, 그 종류로는 팔에 삽입하는 것, 자궁내막에 삽입하는 것, 3개월마다 맞는 주사 등 다양합니다. 또한 성공률도 상당히 높은 것으로 알려져 있습니다. 매일 약을 먹는 것을 힘들어 하는 경우와 생리양이 많은 경우에 사용하면 좋습니다.

콘돔의 경우 많은 이들이 사용법을 알고 있지만 피임약이나 호르몬제 시술에 대해서는 잘 모르고 있습니다. 그래서 여기서는 이 두 가지 피임법에 대해 자세히 설명하고자 합니다.

피임약을 둘러싼 괴담

먹는 피임약의 원리를 알기 위해서는 먼저 임신 과정을 이해해야 합니다. 우리 몸의 뇌하수체에서는 난소의 난포를 자극하는 호르몬이 나옵니다. 이 호르몬이 난소를 자극하면 난포가 자라면서 FSH(Follicular stimulating hormone) 호르몬을 분비하고, 그 결과 자궁내막에 착상을 위한 내막이 증식됩니다. 그리고 적절한 시점이 되면 뇌하수체의 LH(Luteinizing hormone)가

분비되어 배란을 일으키지요. 배란된 난자는 나팔관으로 이동하다가 정자를 만나면 수정이 되고 준비된 자궁내막에 착상합니다.

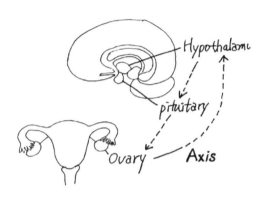

　이러한 일련의 과정을 통해 배란과 착상, 임신이 진행되는데, 피임약을 먹으면 일정한 양의 호르몬이 인위적으로 공급되어 뇌하수체에서 FSH, LH 등을 분비하지 않게 됩니다. 따라서 배란이 되지 않고 자궁내막 역시 착상할 준비를 하지 않습니다. 이것이 피임약의 기본 원리입니다.

　과거에는 피임약의 호르몬 용량이 많아서 부작용도 만만치 않았지만 최근에는 4세대 피임약까지 개발되어 최소의 용량으로 피임 효과를 내고 있습니다. 따라서 35세 이하면서 당뇨가 없고 금연하는 여성이라면 피임약을 규칙적으로 먹는 게 가장 효과적인 피임법입니다. 피임약은 생리통이나 생리전증후군을 완화하고, 여드름을 치료하며, 불규칙한 생리를 규칙적으로 조절할 때도 사용됩니다. 또한 생리양이 감소하는 효과가 있어서 빈혈을 예방할 수 있습니다.

우리나라에는 의사의 처방이 필요한 4세대 피임약과 약국에서 바로 구입할 수 있는 일반약이 있습니다. 어떤 것이 좋다, 나쁘다 말할 수 없지만 약효와 용량이 약간씩 다르므로 경험을 통해 혹은 전문가와 상담으로 자신과 잘 맞는 약을 택해도 좋습니다.

피임약은 생리가 시작된 지 최소 5일 이내에 먹기 시작해야 합니다. 5일이 지나면 이미 배란이 준비되기 때문입니다. 하루에 한 번씩 비슷한 시간에 먹어야 하며 혹시 약을 빼먹는 경우에는 상황에 맞게 바로 처치를 해야 합니다. 예를 들면 오늘 오전에 먹는 것을 잊고 저녁에서야 이를 떠올렸다면 그 즉시 한 알을 먹고, 내일부터 다시 동일한 시간대에 먹어야 합니다. 혹시 모르는 상황에 대비하여 다른 피임법을 병행하는 것도 좋은 방법입니다.

피임약은 원칙에 따라 잘 복용할 경우 먹는 날부터 효과를 발휘합니다. 한 달 후부터 효과가 있다는 소문을 듣고 불안해하는 경우가 있는데 그렇지 않습니다.

권장하는 사항이 있다면, 피임약을 1년 이상 복용할 경우 마그네슘과 비타민 B 성분을 보충해 주는 것입니다. 피임약을 비롯한 모든 호르몬제는 꾸준히 복용할 경우 몸 안에서 마그네슘과 비타민 B 성분이 서서히 감소합니다. 최근에는 이 두 가지 성분만 든 영양제도 출시되어서 간편하게 부족한 영양분을 보충할 수 있습니다.

흡연을 하는 여성에게 피임약을 권하지 않는 것은, 호르몬 성분으로 인해 발생 가능한 혈전증이 담배의 성분에 의해 더욱 악화되기 때문입니다. 혈전증은 혈관 내에서 피가 굳어져 혈관을 막는 질병입니다. 당뇨의 경우도 마찬가지로, 혈관이 약해진 상황이므로 호르몬제를 복용하면 이를 더 악화시킬 수 있습니다.

피임약을 장기 복용한다는 건 적어도 5년 이상 복용한다는 걸 의미하며, 연구에 의하면 5년 이상 복용해도 임신율이 떨어지거나 신체에 큰 이상은 일으키지 않는다고 합니다. '중간에 쉬어 줘야 한다.', '피임약을 먹으면 불임이 된다.' 등 정확하지 않는 소문이 많지만, 오랜 연구 결과는 원칙을 지키면 건강에 큰 이상이 없음을 말해 주고 있습니다.

호르몬제 시술, 이런 분에게 권합니다

호르몬 주사의 경우, '사x나'라는 이름으로 출시되었습니다.

주사를 맞은 부위에서 최소 3개월 동안 온몸으로 호르몬이 방출되어 피임 효과를 냅니다. 팔이나 엉덩이, 복부 등에 맞고, 맞는 즉시부터 피임 효과가 있습니다.

모든 피임이 그렇듯 이 주사도 생리를 시작하고 5일 안에 맞아야 합니다. 호르몬으로 조절하는 대부분의 피임제는 생리양이 감소하는 효과가 있습니다. 특히 이 주사는 생리양이 절대적으로 감소하며, 약효가 감소되는 3개월 이후에는 다시 생리를 하게 되지만 사람에 따라 그 기간이 조금 길어지는 경우도 있습니다. 주사의 단점은 2년 동안만 연속 사용이 가능하고, 가능하면 젊은 여성에게 권한다는 점입니다. 장기간 노출될 경우 골다공증에 걸릴 확률이 높아지기 때문입니다. 주사를 맞고 3개월 이후에도 무월경이 지속되거나 주사 맞은 자리의 피부가 약간 함몰될 수도 있습니다.

호르몬이 함유된 자궁 내 장치도 있는데요. 보통 자궁 내 장치는 일반적인 것과 호르몬제가 함유된 것으로 나뉩니다. '루프'라 불리는 자궁 내 장치는 수정된 배아가 착상하지 못하도록 자궁내막을 가로막는 장치입니다. 일반적인 루프의 경우, 보통 구리 성분으로 된 코일을 장치의 중간에 감아서 구리 성분이 배란과 착상, 정자의 운동을 방해하여 피임 효과를 냅니다. 단점으로는 이물 반응과 염증을 유발할 경우, 생리양이 증가하거나 혹은 생리 기간이 길어질 수 있다는 것입니다.

이러한 단점을 보완하기 위해 구리 대신 호르몬제가 3년~5년 동안 방출되도록 만든 제품들도 있습니다. 이들은 자궁내막이 증식하는 것을 막고, 정자의 운동성을 감소시키며, 자궁경부 점액 등에 변화를 일으켜서 피임 효과를 냅니다. 그뿐만 아니라 생리양이 많은 내막증식증, 자궁근종, 자궁선근종 등을 치료하는 목적으로 사용하기도 합니다. 단점으로는 구리를 함유한 루프에 비해 3배 정도 가격이 비싸다는 점입니다. 생리양이 많고 분만을 마친 여성의 경우, 이러한 시술로 생리양이 감소하여 빈혈을 예방하거나 치료하는 경우도 많습니다.

그러나 이런 자궁 내 장치는 뭔가 몸에 들어 있는 것이 불안하다, 무섭다, 다음에 임신을 할 때 방해를 줄까 두렵다 등의 잘못된 선입견으로 시술이 원활히 이루어지지 않고 있습니다. 하지만 이러한 시술이 이후 임신에 영향을 미치지 않는다는 연구 결과가 있으니 안심하셔도 좋습니다.

다만 호르몬제의 경우, 간혹 메스꺼움, 울렁거림 등이 지속되는 부작용을 일으킬 수 있습니다. 부작용이 심하고 오래 지속되면 자신과 맞지 않는 것입니다. 그 외에도 두통, 불규칙적 출혈, 유방 통증, 기분 변화 등이 있지만 보통은 경미하게 나타나며, 복용 후 5개월 이내에 사라집니다.

이러한 피임약과 호르몬제의 부가적인 이점으로는 불규칙적인 생리가 규칙적으로 변하고, 생리통이 감소하며, 과다 생리양이 개선되어 빈혈을 예방할 수 있다는 점입니다. 1년 이상 장기 복용할 경우 난소암, 자궁내막암, 난소낭종 등의 예방 효과는 물론 골반의 염증 질환 및 양성 유방 질환에도 예방 효과를 발휘합니다.

최근에는 4세대 피임약의 성분이 발전하여 체내 수분 정체를 막아서 체중을 조절하고, 피지의 분비를 감소시켜 여드름을 개선하고, 생리 전 증후군과 다모증을 개선하는 효과를 내기도 합니다. 이런 약은 의사의 처방을 받아 구입할 수 있습니다.

남성이 할 수 있는 피임법은 무엇일까?

남성이 할 수 있는 대표적 피임법으로는 콘돔, 질외사정, 정관수술이 있습니다. 가장 많이 사용하는 콘돔은 성병을 예방하는 효과까지 있는 아주 좋은 피임법입니다. 대신 사용법을 잘 숙지해야 하는데, 삽입 전에 착용하고 사정 후에는 바로 제거하는 게 좋습니다. 그 외에도 손톱이나 반지 등 날카로운 것에 긁히지 않도록 주의해야 합니다.

하지만 콘돔의 실패율은 18% 정도에 이르고, 질외사정은 이보다 높은 22%입니다. 정관수술 역시 100% 피임을 하지는 못합니다. 그 어떤 피임법도 100% 피임은 없기 때문에 저는 평소 이중피임을 권하고 있습니다. 젊은 커플의 경우 남성은 콘돔이나 질외사정을, 여성은 먹는 피임약이나 피임 주사제, 피하이식형 피임제 등을 사용하는 것이 좋습니다. 출산을 마친 부부라면 남자는 정관수술을, 여성은 루프 등의 시술을 권합니다. 남녀 모두 피임을 할 경우 거의 완벽하게 피임할 수 있습니다.

피임은 두 사람의 공동 책임입니다. 하지만 피임에 실패할 경우 거의 모든 변화는 여성의 몸에서 일어나게 되므로, 여성이 더 정확하게 아는 게 중요합니다. 원치 않는 임신을 할 경우 몸과 마음에 상처를 입는 건 여성 자신이기 때문입니다. 그렇다고 남성은 전혀 몰라도 된다는 말은 절대 아닙니다. 좋은 관계, 행복한 사랑을 위해서는 소중한 사람의 몸에서 일어나는 반응을 미리 알고, 잘 조절하는 것이 필요합니다. 이는 남녀 모두에게 요구되는 바입니다.

혹시 이러한 책임감을 보이지 않는 남성이라면, 파트너를 배려하지 못하는 경우이므로 이런 남성과는 성관계 하는 것을 진지하게 다시 생각해 보길 바랍니다. 다시 한 번 강조하지만 성관계는 생명과 연결된 소중한 행위로, 단지 일시적인 친밀감이나 즐거움만을 주는 행위가 아닙니다. 남녀 모두 피임을 운명에 맡기지 말고, 원치 않는 임신으로부터 소중한 자신을 잘 보호하기를 바랍니다.

응급피임약, 어떨 때 먹어야 하나요?

어느 날 20대 초반의 여성이 병원을 찾아왔습니다. 앳되어 보이는 그 환자는 자연스럽게 "사후피임약 좀 처방해 주세요."라고 말했습니다. 저는 언제 관계를 가졌는지, 전에 이 약을 처방받아 본 적이 있는지 물었습니다. 그러자 뜻밖의 대답이 돌아왔습니다.

"한 달에 한 번은 먹는 것 같아요. 저는 항상 사후피임약으로 피임을 해요."

그때 받은 충격이란, 말로 다 표현할 수 없을 것 같습니다. 어리둥절한 표정으로 저를 바라보는 환자에게 이렇게 되물었습니다.

"살면서 구급차 타 본 적 있나요?"

"아니요."

"앞으로 살면서 얼마나 탈 것 같아요?."

"글쎄요. 어쩌다 한두 번이겠죠."

이에 저는 구급차와 사후피임약을 비교하여 설명하기 위해 다소 장황한 사연을 들려주었습니다. 지금으로부터 14년 전, 제가 태어나서 처음으로 구급차를 탄 이야기를 말이지요.

지방에 살던 우리 가족은 오랜만에 잠실 롯데월드에서 놀기로 계획하고 서울로 올라왔습니다. 저녁에 롯데월드 근처 호텔에서 잠을 자고 아침에 뷔페까지 맛있게 먹은 후 드디어 놀러 가기 위해 방을 나서려던 참이었습니다. 갑자기 옆구리에 통증을 느낀 저는 바닥에 쓰러져 이리저리 구르기 시작했습니다. 평소 신장 결석이 있었는데 하필 그때 재발한 것입니다. 당시 유치원생이었던 아이들은 엄마가 바닥에서 뒹구는 모습을 보고 놀라서 울음을 터트렸습니다.

곧 호텔 직원이 부른 응급차가 도착하였고, 급히 병원으로 가서 사진을 찍고 주사를 맞는 등 여러 가지 처치를 받았습니다. 하지만 오후가 되도록 회복되지 않았지요. 그날 우리의 계획은 완전히 틀어졌고, 결국 온 가족이 짐을 싸서 다시 집으로 내려오고 말았습니다.

그 이후로는 구급차를 탄 적이 없습니다. 아무리 국가에서 공짜로 이용하라고 준비해 놓은 차라도, 살면서 다시는 타고 싶지 않습니다. 저는 환자분에게 바로 이런 마음으로 응급피임약을 대하면 좋겠다고 조언했습니다. 평생 한두 번 정도 있을 응급 상황을 대처하는 마음으로 말이지요.

응급피임약은 사후피임약이라고도 하며, 영어로는 'the morning after pill'이라

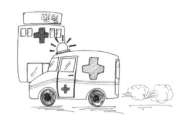

고 부릅니다. 이 약을 반복적으로 사용할 경우 고용량의 호르몬을 복용하게 되므로 자신

의 생리 주기를 혼란에 빠트릴 수 있습니다. 이 약의 사용법은 이름이 알려 주는 대로 응급한 상황에서 빠져나가기 위함입니다. 갑작스런 피임의 실패나 원치 않는 성관계를 했을 경우 이 약을 먹게 되는데, 가능하면 빠른 시간 안에 복용해야 하고, 늦어도 최장 5일 안에 먹어야만 효과를 발휘합니다.

24시간 이내에 복용하는 경우 95%의 성공률을 보이지만, 48시간에는 85%, 72시간에는 58%의 성공률로 시간이 지날수록 점차 낮아집니다. 응급 피임약이 임신을 100% 막아 주는 것은 아니기 때문에 복용 이후 3주가 지나도록 생리를 하지 않으면 반드시 임신을 확인해야 합니다.

피임이란 알고 보면 참 어렵습니다. 우리의 몸은 임신을 위해서 평생을 준비하고 있으므로 임신이 되는 것은 자연스러운 일이지만, 반대로 이것을 막는 건 쉽지 않습니다. 난임이나 불임으로 마음과 몸이 고생하는 사람이 있는가 하면, 누군가는 임신을 피하기 위해 온갖 노력을 다합니다. 이런 걸 보면 인간의 생명, 그리고 이와 관련된 복잡 미묘함은 말로 다 할 수 없이 다양하다는 생각이 듭니다.

생명에 대한 단상

임신과 출산, 그리고 낙태에 대한 이야기

"산모님, 정말 고생하셨어요."

이런 이야기를 하며 아기를 품에 안겨 줄 때의 기분은 아마도 산부인과 의사가 아니면 느껴 보지 못할 감정일 겁니다. 20년 넘게 수많은 태아의 탄생을 지켜보면서 어느 순간 생명은 우리 인간의 힘으로 좌우되는 것이 아님을 깨달았습니다.

임신을 하고 분만하기까지의 과정은 그 어느 것 하나 경이롭지 않은 게 없습니다. 하지만 이 중 자연적으로 유산되는 경우도 20%~25%나 됩니다. 저 역시 딸 셋을 분만하는 중간중간에 세 번이나 자연유산이 되어 수술을 받았답니다.

유산이 되면 임산부는 먼저 자신이 뭔가 잘못했다는 생각에 죄책감을 갖게 됩니다. 사람은 누구나 좋지 않은 결과가 나타나면 그런 생각을 하는데, 특히 태아를 몸 안에서 키워 내는 엄마는 더 그런 것 같습니다. 하지만 그동안의 연구에 의하면 대부분의 유산은 수정되는 순간 결정되며, 이는 건강하지 않은 정자나 난자의 문제에서 비롯되는 것이지 산모의 잘못 때문은 거의 아닙니다. 수정란의 염색체에 이상이 있거나 이상이 생길 확률이 높으면 자연 도태되는 것이 자연의 섭리인가 봅니다.

이상을 이겨 내고 태어나면 선천성 기형이나 염색체 이상이 생길 때가 많습니다. 물론 이렇게 태어난 생명도 고귀하기는 마찬가지입니다. 생명의 원리를 어찌 다 이해할 수 있을까요? 이상을 가진 채 태어난 아이도 힘들지만 꿋꿋하게 우리와 함께 세상을 살아갑니다. 아마도 생명의 원리가 우리에게 삶의 중요한 뭔가를 가르쳐 주는 것 같습니다.

하지만 이론적으로 아는 것과 직접 경험하는 것은 다르지요. 유산에 대해 이렇게 잘 알고 있는 저자조차도 세 번의 유산을 경험하면서 항상 슬프고 힘들었던 기억이 납니다. 생명이 내 몸 안에서 만들어지고, 또 그 생명을 잃어버린다는 것은 만남에서 헤어짐으로 이어지는 인간의 기본적 슬픔인 것 같습니다.

언제부터 하나의 생명으로 봐야 할까?

이런 여러 경험을 바탕으로 태아를 언제부터 한 사람으로 소중하고 존엄하게 여겨야 하는지 오랜 시간 고민했습니다. 그리고 수정되는 순간부터 인간으로 존엄하게 여겨지는 것이 옳다는 결론에 이르렀습니다.

실제로 초음파로 임신이 확인되는 임신 5주 이후부터 태아의 성장 과정을 지켜보면 인간다운 모습과 움직임에 감탄하게 됩니다. 평생 동안 태아를 관찰했지만 볼 때마다 새롭고 또 새롭습니다. 새로운 생명의 탄생은 분명 즐거움과 축복이지만, 이러한 생명을 키우는 데는 많은 수고가 따릅니다. 한 생명이 인간으로 독립하기까지는 상당히 긴 시간 동안 누군가, 특히 부모의 희생과 수고가 필요합니다.

새로운 생명이 찾아오기를 손꼽아 기다리지만 난임이나 불임으로 힘든 시기를 겪는 사람이 많습니다. 반면 원치 않는 임신으로 고민하는 경우도 많습니다. 이런 걸 보면 세상일이라는 게 참 뜻대로 되지 않는다는 생각에 마음이 무겁습니다.

낙태 문제는 어느 사회에서든 뜨거운 감자입니다. 성관계에 있어서 신중한 태도를 취하는 것은, 새로운 생명의 탄생과도 이어질 수 있는 중요한 문제이기 때문입니다.

얼마 전, 한 어린이 재단에서 후원을 요청하는 글을 읽었습니다. 제목은 '세상에 오자마자 혼자가 된 아이들'이었습니다. 한 사람이 어른이 될 때까지는 주변의 수많은 희생과 수고, 인내를 요하는데, 세상에 태어나자마자 누구에게도 돌봄을 받지 못하는 아이들이 너무도 많습니다. 그리고 세상의 빛을 보지도 못한 채 죽어 가는 아이들도 아직 많습니다.

"선생님, 전 아이를 낳을 준비가 되지 않았어요."

임신 소식을 알리면 대부분의 산모가 기뻐하지만 그중에는 낯빛이 어두워지는 분들도 있습니다. 아이를 낳을 준비가 되지 않아서 낳을 수 없다고 합니다. 낳을 수 없다면 미리 피임을 정말 잘해야 합니다.

물론 저마다의 사정이 있을 테고, 제가 그 부분에 대해 함부로 왈가왈부할 수 없지만, 낙태를 할 경우 여자의 몸과 마음에 남을 상처를 알기에 마음이 무겁습니다. 이럴 때는 상대에게 제 이야기를 들려주고는 합니다.

저 역시 낙태로부터 살아나서 자녀를 낳아 키우고, 많은 사람들을 진료하고, 성교육도 하면서 사회의 일원으로 살아가고 있다고 말이죠. 이 사실을 안 건 의예과 1학년 때였습니다.

갑자기 옆구리가 아프고 뭔가 불편한 증상이 지속되어 엄마와 함께 집 근처 내과에 간 적이 있습니다. 그곳은 엄마가 예전에 신장염으로 입원하여 치료를 받던 곳이었지요. 지방의 조그만 도시라 병원이 많지 않았고, 옆구리가 아프면 신장염일 가능성이 높다는 엄마의 말을 따른 결정이었습니다. 황톳빛의

길고 딱딱한 의자에 앉아 순번을 기다리고 있는데 엄마가 조용히 입을 여셨습니다.

"예전에는 여기가 산부인과 병원이었어."

그러고는 저를 임신한 이야기를 해 주셨지요. 당시 제 위로 연년생 오빠가 있던 엄마는 갑작스러운 임신 사실을 알고 산부인과를 찾았다고 합니다. 그리고 원장님께 아이를 지워 달라고 부탁하셨지요. 당시 심한 시집살이와 신경성 심장병으로 몸이 야윈 상태였고, 이제 돌이 안 된 아들이 있는 상황에서 바로 둘째를 낳아 기르기에는 경제적 형편도 뒷받침되지 않는다는 이유에서였습니다.

산부인과 원장님은 엄마를 보시더니 임신이 된 것도, 낳는 것도 충분히 가능하다면서 거의 쫓아내듯이 엄마를 돌려보냈다고 합니다. 그렇게 태어나기도 전에 사라질 뻔했던 아이가 자라서 의사가 되고, 낙태를 방지하기 위해 피임 교육을 하고, 아이를 지워 달라는 수많은 요구 앞에서 그들을 설득하고 돌려보내는 의사가 된 것을 보면 산부인과 의사가 제 천직인가 봅니다.

의사로서 낙태를 반대하는 이유

세상에는 빛을 보지 못하고 사라지는 아이들이 참 많습니다. 우리나라의 경우, 과거에는 가족계획 사업의 일환으로 인구 증가율을 조절하기 위해 낙태 수술이 공공연히 이루어지고는 했습니다. 여기에는 전통적인 남아선호사상도 한몫하였지요. 최근에는 성도덕의 문란으로 인해 불법으로 낙태를 시행하는 경우가 많습니다.

그런데 한 가지 짚고 넘어가야 할 점은 기혼 여성의 낙태율이 더 높다는 점입니다. 2010년 보건복지부의 실태 조사에 따르면, 낙태 수술률은 미혼 여성이 42%, 기혼 여성이 58%를 차지합니다.

특히 우리나라의 경우, 피임에 대한 교육이 현실적으로 이루어지지 않은 상태에서 성 접촉이 이뤄지고는 합니다. 단순히 즐거움만을 위해 관계를 맺었다가 생명이 생기기도 하고 성폭행이나 강간 등으로 인해 임신이 되기도 합니다. 그러나 생명을 돌볼 준비가 전혀 안 된 경우에는 여성과 파트너, 그리고 태아에 이르기까지 너무도 힘겹고 어려운 상황에 처하게 됩니다. 신체 구조상 이런 일로 비롯된 아픔과 슬픔, 자존감 저하는 여자 쪽이 더 많이 감당해야 하는 현실입니다.

의사의 입장에서 볼 때 아마도 대부분의 의사는 의학적으로 낙태 수술에 반대하리라고 생각합니다. 물론 아주 특별한 상황들이 있기는 하지만 어쨌든 낙태를 할 경우, 신체적·인격적 피해가 고스란히 산모에게 돌아가는 경우가 많기 때문입니다.

원래 10개월까지 태아를 지지하고 있어야 할 자궁경관을 억지로 열어서 태아를 배출해야 하기 때문에 자궁경관이 다칠 위험이 있습니다. 이 과정에서 자궁경관이 약해져서 무력증이 올 경우에는 다음에 임신을 하게 되어도 5개월 이상이 되면 약해진 자궁경부가 태아의 무게를 견디지 못하고 자연유산이 될 확률이 높습니다.

또 자궁이 천공되어 구멍이 나고 출혈이 생겨서 개복 수술로까지 이어지거나, 장을 다쳐서 장 연결 수술을 하는 경우도 있습니다. 심할 경우, 불임을 일으키기도 합니다. 자궁내막에 가해지는 수술로 인하여 추후 자궁내막이 유착되어 생리를 하지 않거나 유착 부위에 태아가 착상되어 전치태반, 감입태반, 침투태반 등의 위험한 태반합병증이 생길 수도 있습니다.

낙태 수술 역시 수술인지라, 마취 약물을 주입하는 과정에서 색전증이나 패혈증으로 심하면 사망에 이르는 안타까운 사례도 접하게 됩니다. 이는 예측이 불가능하고 치료도 쉽지 않아서 일단 발병하면 치명적인 경우가 많습니다. 정서적인 후유증도 큰데, 우울감과 정서장애 등으로 평생을 죄책감에 휩싸여 사는 경우도 왕왕 발견하게 됩니다.

유산을 경험하는 분들을 위해서 조언합니다

유산에는 자연유산과 인공유산이 있습니다. 자연유산의 경우 저절로 생리처럼 흘러 나가 버리는 경우도 있지만, 대부분은 유산된 태아를 수술로 제거하는 과정을 필요로 합니다. 이러한 과정에서 오래된 유산, 질염이나 골반염으로 감염된 사람이 유산하는 경우 패혈증 등으로 상당히 위험한 상황에 이르는 경우도 있어 주의를 요합니다. 수술을 잘 마치면 최소한 2주는 안정가료를 취하고 회복되는 시간을 필요로 합니다.

회복을 위해서는 일단 스트레스를 받지 않고 건강한 식사를 하며 성 접촉을 피하고 따뜻한 음식과 세안 등을 권합니다. 너무 차가운 음식이나 물은 혈액순환에 방해가 되어 회복을 더디게 합니다. 그리고 한 달 후 생리를 잘 마칠 때까지 염증이 생기지 않도록 수술 후 일주일 안에 병원을 방문하여 관찰하는 것이 좋습니다. 간혹은 유산과 관계된 포상기태임신(H-mole)이나 융모상피암 같은 경우도 발생할 수 있기 때문입니다.

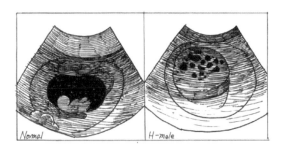

'포상기태 임신'이란 일종의 임신조직에 발생하는 암으로 생각하면 됩니다. 정자와 난자가 만나 수정체를 이루게 된 이후에 발생되는 임신과 관련된 질환으로, 임신과 관련된 영양배엽의 국소적 또는 광범위한 비정상적인 증식을 초래합니다. 태반을 구성하는 융모조직이 마치 개구리알 모양으로 수종화되어 자궁 내부를 채우게 되어 '개구리알 임신'이라고도 불립니다.

그 종류로는 부분포상기태, 완전포상기태, 침윤성기태 그리고 융모상피암으로 분류되는데 가장 위험한 융모상피암은 포상기태, 자연유산, 인공유산, 자궁외임신, 사태아 분만 및 정상분만 등 어떤 경우의 임신수태산물에서도 발생할 수 있는 영양배엽의 악성 질환입니다. 융모상피암의 선행임신 중 포상기태가 50%, 유산이 25%, 정상분만이 22.5%, 자궁 외 임신이 2.5%를 차지합니다.

자궁 속 내용물을 전부 제거하면 치료는 끝나지만, 실은 그 후의 관리가 더 중요합니다. 수개월에서 수년이 지나서 '융모암'이라는 악성 질환이 발생하는 수가 있기 때문입니다. 따라서 수술 후 적어도 6개월에서 2년간은 정기적으로 검진을 받아야 합니다. 이 기간 동안 피검사(임신 반응검사 beta HCG)의 수치로 경과를 관찰하게 됩니다. 또한 일정 기간(6개월~2년) 동안 피임을 하는 것도 필요합니다.

제가 레지던트로 수련받던 시절 정상 분만을 하고 난 후 지속되는 질 출혈로 내원한 S씨는 피검사상 beta HCG가 수만을 넘는 위험한 수치를 보이면서 입원하였습니다. 여러 가지 검사와 함께 항암치료를 시작하여 구역, 구토와 머리 빠짐 등 여러 가지로 고생을 하며 치료를 하였고 다시 추적검사 중에 수치가 오르고 내리기를 여러 번 반복하다가 결국은 사망하고 말았습니다.

결국 우리 몸의 어느 부위에서건 위험한 암이 발생할 수 있지만 임신과 관련된 태아, 태반 조직 등에서도 위험한 암이 발생할 수 있습니다. 따라서 임신이란 단순히 분만으로 끝나는 것이 아니고 임신 자체와 관련된 이런 위험한 질환들을 모두 감수하고 행해지는 경이롭고 때로는 위험한 행위입니다.

인공유산의 경우는 더더욱 관심을 가져야 합니다. 자연유산이야말로 생명을 다한 태아조직은 자연적으로 제거되고자 하는 성질을 가져서 어떻게 생각하면 자연스럽게 해야 하는 시술의 과정이지만, 인공유산은 원래 정상적으로 착상되고 살아가려는 태아와 그 조직을 일부러 제거하는 과정이므로 순전히 인위적인 과정입니다.

어떠한 이유에서든 임신을 종결하는 과정을 과거 우리 선조들은 출산할 때와 동일한 정도의 중요성으로 강조했었고 이는 상당히 현명한 조상들의 경험이라고 생각합니다.

생명, 지켜져야 합니다

태아가 자라서 어떤 사람이 되어 이 사회에서 어떤 역할을 할지, 얼마나 많은 사람들에게 영향을 주고 살지는 아무도 모릅니다. 그런 상황에서 나의 요구와 생각, 형편만으로 생명의 탄생 여부를 결정하는 건 생명에 대해 너무 가볍고 쉽게 생각하는 게 아닐까요?

물론 개인의 상황과 형편이 다 다르고 특별한 경우도 많습니다. 게다가 부모가 된다는 건 앞에서도 말했듯이 결코 쉬운 일이 아닙니다. 하지만 인간은 누구나 불완전하고 부모 역시 그렇다는 걸 우리는 알아야 하지 않을까요? 완벽하게 준비를 하고 아이를 맞는다면 좋겠지만, 혹 상황이 여유롭지 않아도 마음을 다잡고 준비한다면 한 생명을 맞을 준비는 할 수 있다고 생각합니다.

그동안 저에게도 이런저런 이유로 아이를 지워 달라고 많은 이들이 찾아왔습니다. 그중 저에게 거절당하고, 아니 저의 권고에 마지못해 시간을 끌다가 결국 아이가 태어나자 마음이 변하여 저에게 감사하다며 큰 수박을 들고 찾아왔던 K씨의 아이도 지금은 어엿한 청년이 되어 있을 것입니다. 이렇게 태어난 아들이 군대를 간다고 인사를 오기도 하고, 의사로 성장하여 저와 같은 일을 하는 자녀도 있었으며 그분의 어머니는 저에게 집에서 짠 참기름이라며 소주병에 담아 오셔서 온 병원이 참기름 냄새로 진동하던 시간도 기억이 납니다. 그때는 힘들었지만 지나고 보니 참 고소한 추억이 되었습니다.

어쩔 수 없이 태어난 아이를 기를 형편이 안 되어 다른 사람에게 입양시킨 분도 있었습니다. 그 당시에는 주로 홀트아동복지회, 동방사회복지회 등에서 활발하게 입양을 주선하곤 했습니다. 지금도 쉽게 낙태되지 않도록 돕거나(1549 임신상담센터 등), 미혼모가 될 가능성이 있는 사람들을 보호하고 건강을 체크하고 안전하게 분만, 입양 혹은 잘 기를 수 있도록 돕는 여러 기관(애란원, 한국미혼모 지원네트워크 등)들이 있어서 필요시 적극적으로 연결하거나 도움을 받을 수 있도록 안내하고 있습니다.

'국경없는 의사회'라는 단체는 1999년 노벨평화상을 수상한 바 있습니다. 이들은 정치, 종교, 이념을 초월한 민간의료구호단체로서 우리나라에도 2002년부터 지부를 세우고 생명을 살리고 후원하는 일을 하고 있습니다. 이들은 적군과 아군을 가리지 않고 때로는 생명의 위협을 느끼고 희생당하면서도 세계 전쟁 속에서도 꿋꿋이 일하고 있습니다. 이렇게 전쟁 중에 자신의 희생을 감수하면서라도 생명을 소중히 여기는 것과 그 생명이 될 씨앗인 태아를 잘 보호하고 살리는 것도 동일하게 중요한 일이라고 생각합니다.

그런가 하면 일반인으로서도 한 생명을 소중히 여기며 보이지 않게 돕는 사람도 있습니다. 최근에 평생 버려진 아이들을 돌본 한 여성분을 만났습니다. 그분은 평생 수많은 사연으로 임신된 아이들이 낙태되지 않도록 도왔고, 입양을 주선하곤 했습니다. 미혼모로서 자신이 아이를 키워 나갈 수 있도록 직접 돕는 일도 해 왔다며 10대 후반의 한 여성 이야기를 들려주었습니다.

임신 후 남자 친구와 헤어지고 혼자서 막막하게 지내던 그 여성이 상담을 한 후, 임신한 아이를 낳기로 결심했습니다. 낳은 후에는 입양을 보내려고 했으나 아이에게 젖을 물리면서 아이를 양육하게 되었다고 합니다. 자립하기 위해서 미용사 자격증을 따고 열심히 일하며 아이를 키우는데, 지하철이나 버스에서 아이를 보고 동생이냐고 묻는 질문이 제일 난감했다고 합니다. 그래도 "엄마입니다."라고 씩씩하게 대답했고, 늦게나마 헤어진 남자 친구와 그 가족이 찾아와서 결혼을 하게 되었답니다. 남편도 군대를 다녀온 후 기술을 배워서 열심히 일하고 둘째도 갖게 되어 아주 행복하고 만족하게 살고 있다는 이야기를 들려주었습니다.

이렇듯 생명이란 그 자체도 중요하지만 가족을 다시 이어 주고, 때로는 포기하고 싶지만 자식 때문에 참으며 다시 살 수 있는 용기를 주는 것 같습니다. 저는 이 가정을 기억하고 이렇게 자란 자녀들이 잘 성장하도록 기원하며 사회의 중요한 일원으로 성장하기를 바랍니다. 세상에는 많은 일들과 사연도 있지만 이러한 한 생명이 자라는 것만으로도 의미 있는 일이기 때문입니다. 어떻든 생명은 살려야 하는 것이 의사로서의 양심이라 여기고 있습니다.

◆더불어
살아가기

지금, 우리의 작은 실천이 필요한 이유

당신의 작은 실천이 만들 변화

여자아이들의 초경이 점점 빨라진다는 이야기를 들어 본 적이 있나요? 요즘에는 만 10세~12세에 초경을 한다고 합니다. 제 어린 시절과 비교하면 약 3년 정도 빨라진 셈입니다. 다양한 원인이 있겠지만, 그중에서도 주범으로 꼽히는 것이 바로 환경호르몬입니다.

우리의 몸에는 그 안에서 만들어진 정상 양의 호르몬이 있습니다. 그런데 오염된 환경 속에서 나도 모르게 섭취한 가짜 호르몬들이 몸 안에 들어와 진짜 호르몬 행세를 하는 것입니다.

특히 여성의 경우, 환경호르몬이 여성호르몬과 유사한 점이 많아서 호르몬이 중요하게 작용하는 유방과 자궁내막 등에 강력한 자극을 주어 나이에 상관없이 유방암과 자궁내막암이 증가하는 중요 원인으로 지목되고 있습니다.

모든 일에는 원인과 결과가 있습니다. 우리가 오염시킨 환경이 결국 우리를 궁지로 몰아넣는 셈입니다. 모두가 더불어 살아가는 사회에서 내 몸을 생각하고, 또 다른 사람의 몸도 중요하게 생각한다면 최대한 환경을 아끼고 공해를 줄여 나가는 노력이 필요합니다. 이 모든 행동이 나를 비롯한 수많은 여성을 위한 일임을 잊지 말아야 합니다.

집에서 청소를 하거나 설거지를 할 때 세제 사용을 줄이려는 노력, 음식물 쓰레기는 오염되기 전에 먼저 걷어서 버리는 등의 작은 변화가 중요합니다. 물의 오염원 중 가장 많은 것이 가정에서 사용하는 생활하수라고 합니다. 우리 자신을 위한 아주 작은 노력이 서로를 건강하게 한다는 확신을 가지고 실천해야 합니다.

또 오랜 시간 자동차 시동을 걸어 두는 공회전은 평소 주행 시보다 34배나 많은 오염물질을 배출한다고 하니, 기다릴 때는 시동을 끄는 것이 좋습니다. 법적으로도 불필요한 공회전을 줄이기 위해 공회전 시간을 5분 이내로 제한하고 있습니다.

최근에는 일회용품 사용을 더 적극적으로 줄이고 있는데 이는 여성을 위해서도 환영할 만한 일입니다. 일회용 음료수 잔보다는 자신의 컵이나 텀블러를 가지고 다니며 환경오염을 줄이는 일이 우리 자신을 위한 일임을 알고 작은 일부터 시작해 보기를 권합니다. 장바구니를 가지고 다니면서 일회용 비닐 봉투사용을 줄이는 것도 중요합니다.

이러한 사회적 환경 문제도 결국은 우리 여성의 몸을 보호하기 위한 최소한의 장치라고 생각하고, 작은 실천을 통해서 서로의 건강을 지켜야 할 것입니다.

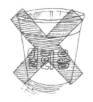 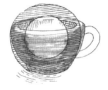

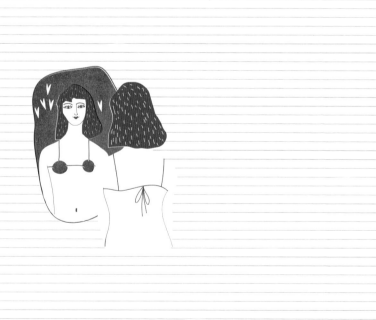

Part 4

당신이 꼭 알아야 할
여성 질환 이야기

몸은 늘 우리에게
크고 작은 신호를 보냅니다.
몸이 들려주는 소리에 귀를 기울이면
그 어떤 질병도 예방할 수 있습니다.

골반통과
요통

여성만이 느끼는 골반 통증과 관리

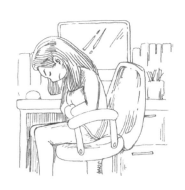

여성만이 느낄 수 있는 골반통 및 요통

　여성과 남성은 확연히 다른 신체 구조를 가지고 있습니다. 특히 여성은 생명을 품고 낳기에 알맞은 구조를 가지고 있지요. 하지만 이 때문에 상당한 불편을 겪기도 합니다. 앞에서 언급한 생리전증후군이나 생리통, 생리불순을 제외하고도 골반 안에서 느끼는 통증에는 여러 가지가 있습니다.

　골반통학회는 여성만이 느낄 수 있는 대부분의 골반통 및 요통은 자궁의 수축 및 혈액순환 장애로 발생하는 경우가 많다고 발표했습니다. 자궁내막증, 자궁근종 등 확연한 원인이 있는 경우를 제외한다면, 스트레스와 긴장으로 인해 자궁과 골반 주위의 혈액 공급 부전으로 통증이 유발되는 경우가 대부분이었습니다.

여성 건강을 위한 여러 가지 관리법

우리 몸의 중앙부에 존재하며 모든 혈관과 신경의 통로가 되어 몸의 기둥 역할을 하는 골반은 골격 자체의 불균형만으로도 허리, 다리, 하체의 불편함을 일으킵니다. 골반은 내부의 조직과 신경, 혈관과도 긴밀하게 연결되어 있기 때문에 잘 관리해야 합니다. 올바른 자세를 유지하고, 틈틈이 스트레칭을 해 주며, 적절한 유산소 운동과 근육 운동을 통해 혈액의 기본적인 순환을 돕는 게 좋습니다.

또한 균형 잡힌 영양소의 섭취를 통해 호르몬의 대사가 원활하게 이뤄지도록 해야 합니다. 설탕과 같은 단순당을 포함한 음식을 주의하고, 오메가3, 비타민 B, 비타민 D, 칼슘과 마그네슘 등을 적절히 먹어 주며, 햇볕을 쬐어 비타민 D가 합성되도록 돕는 것이 좋습니다.

최근에는 초중고 학생들이 거의 좌식 생활을 하고, 핸드폰이나 컴퓨터를 장시간 사용하여 자세가 구부정해지고 전자파에 과도하게 노출되고 있습니다. 이는 골반통과 요통만이 아니라 훗날 생리불순이나 생리전증후군, 생리통, 난임으로 이어질 수 있습니다. 게다가 최근에는 유방암이나 자궁내막암 등 호르몬의 영향을 받는 기관들의 악성 종양이 나이에 상관없이 증가하는 추세이므로 기본적인 건강관리에 더욱 힘써야 합니다.

외음부에
뭐가 나는 경우

자신의 몸에 찾아오는 변화 감별하고 건강 지키기

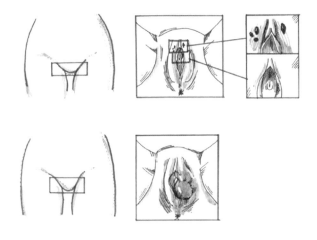

　외음부는 자신이 관찰하기에 어려운 경우가 많고 잘 보이지 않기 때문에 진료를 할 때면 먼저 외음부 전체의 모양과 크기 피부 등을 관찰합니다.

진한 점이나 모양이 특이한 모반

일단 진한 점이나 모양이 특이한 모반 등은 언제부터 관찰되고 있는지 아니면 태어날 때나 혹은 어린 시절부터 부모님들이 관찰하고 알고 있는 것인지 질문합니다. 우리나라의 경우는 흔하지 않지만 간혹은 외음부 피부에 피부암의 병변이 있는 경우도 있답니다.

5년 전 75세의 환자분이 내원하여 외음부에 거슬리는 모양이 있다고 해서 보니, 대음순 바깥의 피부에 피부암이 의심되는 병변이 있었습니다. 조직검사를 해 보니 예상대로 피부암으로 진단되어 종합병원으로 가서 즉시 치료하였습니다. 피부에 진해지거나 크기가 커지거나 주변에 새로운 반점이 생기는 경우는 반드시 정밀검사를 통해서 제거하거나 조직을 확인해야 합니다.

피부암의 경우 기저세포암, 편평세포암, 흑색종 등의 종류가 있으며 백반증, 광선각화증 등 당장은 양성인 경우도 차후 악성으로 진행될 가능성이 있는 경우도 있으므로 추적해서 검사해야 합니다.

인유두종 바이러스에 의한 곤지름

두 번째로 관심을 가져야 할 것은 인유두종 바이러스에 의한 '곤지름'이라는 사마귀의 일종입니다. 성적인 접촉을 통해서 옮게 되며 피부에 사마귀를 일으키는데, 곤지름은 주로 점막 주변을 침범하여 처음에는 작은 돌기로 시작하지만 점점 퍼지면서 심하면 항문과 질 안에까지 생기고 크기가 커져서 치료가 아주 힘들어지기도 합니다.

모낭염과 종기

세 번째로 많은 것은 종기입니다. 아무래도 항문, 비뇨, 생식기 등이 모여 있는 곳이다 보니 분비물이 많고 작은 상처에도 쉽게 모낭염과 종기가 생기고 발견하지 못해 불편을 느낄 때까지 방치하고 내원하는 경우가 많습니다. 병원에서 간단하게 배농을 하는 경우와 심하면 수술을 통해 환부를 도려내는 경우까지 다양하므로 조기 진단과 치료를 하는 것이 현명합니다.

외음부에 생기는 낭종과 염증

네 번째로 바르톨린 샘이라는 질 입구의 작은 샘이 있는데 이는 눈의 눈물샘처럼 작고 눈에 잘 띄지 않습니다. 그러나 그 샘이 막히면 외음부에 탁구공만 한 낭종과 그 낭종에 염증이 생기는 경우 앉거나 움직일 때 상당한 불편함으로 내원하게 됩니다.

간단하게 주사기로 그 안의 물질과 고름을 제거하기도 하지만 재발하는 경우도 많아 간단한 시술로 낭종의 샘을 열어 주어 분비물이 고이지 않도록 하는 시술을 하게 됩니다.

그러나 아주 극한의 경우 여러 개가 생기면서 모두 제거하기 힘들고 반복되는 염증으로 고생을 하는 경우도 있습니다.

외음부의 모낭에 생기는 모낭염

다른 흔한 경우는 외음부의 모낭에 생기는 모낭염입니다. 모든 염증이 그렇듯이 염증이 타고 들어갈 조그만 상처가 생기는 경우에 발생하게 되는데요, 왁싱을 하거나 음모를 뽑거나 성 접촉 시 상처가 생기는 경우 그리고 꽉 끼는 옷을 입어서 순환이 안 되는 경우에 잘 발생합니다.

최근에 친구가 딸이 사타구니가 아프고 불편하다며 전화를 하였습니다. 사타구니에 염증이 생기고 곪아 터지도록 부끄럽기도 하고 해서, 외과, 피부과 등을 돌아다니다가 약만 먹거나 간단한 소독만으로 병을 키운 경우입니다. 더구나 낮은 의료수가도 문제이고 후유증까지 책임져야 하는 외과 시술은 어떤 의사도 반갑지 않은 것이 사실입니다. 응급으로 수술을 하여 고름덩어리를 제거하고 열흘 이상 소독하며 약과 주사를 병행하여 겨우 해결된 경우도 있습니다.

　자신의 몸에 어떤 변화가 오는지, 관찰하고 만져 보고 정상적인지 평소와 다른지 정도는 감별하는 것이 스스로를 사랑하는 일이요, 건강을 지키는 일입니다. 외음부에 이상이 생기면 지체하지 말고 편한 전문의를 찾아 상담하고 확인하는 것이 현명하다고 생각합니다.

헤르페스
바이러스

면역력이 떨어지는 시점에 발병하는 단순포진

헤르페스 바이러스의 속성과 위험성

온라인상 산부인과 관련 질문이 다양한데 그중에서도 '헤르페스 바이러스'에 대한 질문이 자주 올라옵니다. 우리말로는 '단순포진'이라고 하지요. 헤르페스 바이러스는 점액을 분비하여 항상 촉촉한 상태를 유지하고 흡수와 분비의 기능을 담당하는 상피조직, 즉 점막을 자주 침범합니다. 이런 곳으로는 구강점막, 소화기, 콧속, 입술, 항문, 남성의 귀두와 여성의 질을 예로 들 수 있습니다.

점막은 점액질이 분비되므로 대부분 촉촉하고 윤기가 흐르며, 상처가 나기 쉽고 아주 부드럽습니다. 헤르페스 바이러스는 신경 세포에 감염되는데 주로 점막 부위, 그중에서도 입술 주변과 외음부 점막 주변에 물집을 일으킵니다. 헤르페스 바이러스 1형은 주로 입술과 입 주변에, 2형은 외음부나 질에 감염을 일으키지만, 최근에는 1형과 2형이 섞여서 발생하고 있습니다.

일단 감염이 되면 평생 신경세포 안에 살면서 면역력이 떨어지는 시점에 발병하기 때문에 완치가 어려운 질병입니다. 헤르페스 바이러스 보균자의 경우, 점막 부위에 수포나 증상이 생기면 '아, 내 몸의 면역력이 한계에 도달했구나!' 생각하고 곧바로 휴식을 취하면서 수분을 섭취하고 비타민 C 등을 섭취하는 게 좋습니다.

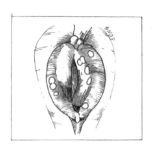

물집은 마치 포도송이처럼 무리를 지어 나타나는 경향이 있으며, 잠복 기간에는 감염되지 않지만 물집이나 궤양이 나타나면 접촉이나 키스, 성교 등을 통해 상대에게 전염될 가능성

이 높습니다. 증상으로는 며칠 동안 몸이 피곤하고, 발열감이나 근육통 등의 증상이 나타나게 됩니다. 그러다가 점막 주변에 수포가 무리지어 나타나고, 시간이 지나면 딱지를 형성하거나 궤양을 일으키기도 합니다.

눈 주변 각막에 발병되는 경우, 심하면 각막 혼탁으로 실명하는 경우도 있으며, 뇌염이나 뇌수막염을 일으키기도 합니다. 산모의 경우 질에 수포나 궤양이 있다면 정상 분만을 피해야 합니다. 분만하는 과정에서 태아가 눈에 손상을 입고 염증을 일으킬 수도 있기 때문입니다.

바이러스 염증, 모두 제거할 수 있을까?

외음부에 증상이 자주 나타나는 경우, 본인이 미리 증상을 감지할 수 있습니다. 소변을 볼 때 따끔거리는 통증을 느끼거나 불편함을 느끼면 의심해 볼 만하지요. 상대방에게 전염될 수 있기 때문에 이때에는 성적인 접촉을 피해야 합니다. 일단 증상이 나타나면 빠른 시간 내에 항바이러스 제제를 먹고 발라서 증상이 나타나는 시간을 줄일 수 있습니다. 그렇지 않으면 7일~10일 동안 불편을 감수해야 합니다. 약물 치료로 증상을 조금 줄일 순 있지만 신경세포에 감염된 바이러스 염증을 모두 제거하지는 못합니다.

궤양이 생기는 경우엔 2차 세균 감염이 되어서 불편함이 심해지므로 빠른 시간 내에 진단을 받고 치료하는 것이 중요합니다. 외음부나 질에 발생한 경우는 질 분비물을 채취하여 검사하면 확진이 가능합니다. 물론 궤양을 일으키는 다른 질병도 확인해야 합니다.

종종 상대와 성적인 접촉을 가질 때 자신이 헤르페스 보균자임을 밝혀야 하느냐는 질문을 많이 받습니다. 혹시라도 상대와 관계가 나빠질까 봐 숨기는 사람도 있는데, 상대가 감염되면 더 큰 문제를 만들 수 있습니다. 따라서 상대방에게 자신의 보균 사실을 알리고 증상이 나타날 때는 접촉을 피해야 합니다.

난소에
대하여

위험하지만 1년 1회 정기검진만으로 지킬 수 있다!

난소로 암이 전이되어도 복수가 찬다

최근의 일입니다. 지인의 동생분이 배가 나오고 숨쉬기가 힘들다는 연락이 왔습니다. 평소 당뇨와 혈압으로 약을 먹고 있는 50대 여성으로, 진찰 결과 난소암이 복강 내로 전이되어 복수가 차고 폐에도 물이 차서 숨을 쉬기도 힘든 상태였습니다. 바로 대학병원으로 옮겨서 응급으로 수술을 하게 되었습니다.

수술 결과, 온 복강이 그 작은 난소의 암으로 인하여 큰 세숫대야에 가득할 만큼의 암종과 복수를 제거하는 과정에서 출혈도 심하고 전신 상태의 악화로 중환자실에서 회복을 기다리고 있습니다. 복수가 찬다고 하면 보통은 간이 안 좋은 경우가 많지만 여성이라면 난소의 암이 전이되는 경우를 항상 생각해야 합니다.

1년에 한 번 정기검진 해야

난소는 풍선껌을 씹어서 뱉어 놓은 정도의 크기에 난포들이 한 달마다 배란을 하는 움직이는 기관이고, 배란을 하므로 막에 둘러싸이지 않고 바로 복강 내로 난자가 이동하는 특징이 있습니다.

따라서 초음파 검사를 통해서 눈으로 보고 확인을 하면 바로 그 양상을 알 수 있습니다. 그러나 검사를 하지 않은 경우에는 쉽게 암이 커 가도 발견이 늦고 복강 내로 퍼지기가 쉬워서 여성의 생명을 급하게 위협하는 암종입니다. 다행인 것은 정기검진을 1년에 한 번 정도만 규칙적으로 한다면 거의 놓치기 힘든 경우라는 것입니다.

모든 여성들이여, 제발 1년에 한 번 산부인과(여성의원)에서 전문의에게 자신의 생식기를 검사하시기 바랍니다. 산부인과 질환은 일단 진료를 하면 놓칠 확률이 아주 적답니다. 옷을 벗는 것이 번거롭고 싫다고 미루다가 수많은 유명 인사들도 세상을 떠나곤 했답니다. 가장 안타까운 경우가 아닐 수 없습니다.

◆빈혈과
변비

여성 건강의 적신호, 빈혈과 변비에 대하여

빈혈의 원인과 증상

우리는 어지러움을 느끼면 빈혈이 있다고 생각하는데요. 빈혈이 심해서 어지러움을 느낄 정도면 아주 심각한 상황입니다.

어지러움의 원인에는 여러 가지가 있습니다만, 가장 흔한 경우는 기립성 저혈압으로 오는 일시적인 어지러움입니다. 앉았다가 갑자기 일어날 때 어지러워서 중심을 잃고 쓰러지는 경우가 있습니다. 앉아 있으면 중력의 영향을 받아 피가 아랫부분으로 쏠리게 되는데 갑자기 일어나면 심장이나 뇌로 가는 혈류가 감소하여 생기는 현상입니다.

원래는 신경의 반사로 혈액양을 유지해야 하지만 반사 기구에 약간의 장애가 오거나 몸이 힘들어서 잘 반응하지 못할 경우 이런 상황이 발생합니다. 이런 경우에는 놀라지 말고 누워서 심호흡을 하면서 쉬면 수분 내로 회복할 수 있습니다. 그리고 이런 경향이 심한 분들은 앉았다가 일어설 때 천천히 움직이면 어느 정도 예방이 가능합니다.

빈혈은 우리 몸의 혈액이 부족한 상태를 말하는데요. 핏속의 헤모글로빈 양을 측정하여 편리하게 표시합니다. 평균 12g/dl 정도가 정상 수치이지요. 우리가 음식을 섭취하면 대부분 적당량의 피가 만들어집니다. 하지만 모든 여성은 평균 한 달마다 생리를 하게 됩니다. 이때 몸에서 만들어진 피보다 많은 양의 생리혈을 내보내면 빈혈에 시달리게 됩니다.

몸 안의 피의 양이 적으면 조직으로 공급되는 산소 양이 적어집니다. 또한 중요한 기관인 뇌나 심장 등으로 혈액이 공급된 후 남은 혈액이 근육이나 나머지 장기로 전달되는데, 혈액이 부족하면 쉽게 피로를 느끼게 됩니다.

여기에 스트레스라도 받게 될 경우, 스트레스를 방어하는 데 대부분의 에너지를 소모하기 때문에 몸의 균형을 맞추지 못하고 면역력이 감소하는 결과를 낳습니다. 심한 빈혈이 지속되면 심장은 소량의 혈액을 온몸에 빠른 속도로 전달하기 위해 펌프질을 하기 때문에 결국 심장에 무리가 가서 만성심부전으로 이어질 수 있습니다.

여성 빈혈의 원인, 자궁내막증식증

언급한 것처럼 어지럽다는 간단한 증상 하나만으로 빈혈을 오랫동안 방치하기엔 그 결과가 상당히 심각합니다. 이와 관련하여 한 여성 환자가 떠오르는데요. 인상을 쓴 채 진료실에 들어온 40대 후반의 환자분은 얼굴색이 노랗고, 피곤해 보였습니다. 이 여성분은 평생 동안 생리양이 과다했고, 혈액 검사를 하면 항상 빈혈로 나와서 철분제를 복용해 왔다고 합니다. 그녀는 빈혈의 원인을 알지 못한 채 20년 이상을 피곤하다는 말을 입에 달고 살았다고 했습니다.

저는 환자분을 진료하여 그 원인을 알아낼 수 있었습니다. 다른 사람에 비해 자궁이 크고 단단하며, 자궁내막에서 만드는 생리혈이 과다한 '자궁내막증식증'이었습니다. 간단한 초음파 진찰로 원인을 파악한 후 내막 검사 등의 처치를 하고, 생리양을 감소시키는 자궁 내 장치를 하자 생리양이 눈에 띄게 감소했습니다. 그 환자분은 오래도록 자신을 괴롭혔던 빈혈에서 점점 벗어나게 되었습니다.

몇 달 후 다시 찾아온 환자분 얼굴은 분홍빛으로 바뀌어 있었고, 전체적으로 한결 힘 있어 보였습니다. 이렇게 간단한 치료를 모르고 그동안 왜 미루고 방치해 왔는지 속상하다며, 매년 받는 건강검진에서도 빈혈 약을 먹을 것만 권했지 자궁에 원인이 있는 줄 몰랐다며 안타까워했습니다.

남성의 경우 빈혈이 드물고, 혹 빈혈이 생긴다면 혈액을 만들지 못하거나 대사하지 못하는 중요한 병일 수 있으니 정밀 검진이 필요합니다. 반면 여성의 경우는 대부분이 생리양이 과다하여 빈혈을 일으키는 것이므로 반드시 생리양을 체크하고 그 원인을 찾아서 해결하는 것이 좋습니다.

과거 못 먹고 살던 시절에는 영양분이 부족하여 빈혈에 시달리는 경우가 많았지만 최근에는 과도한 다이어트로 빈혈이 오는 경우가 있습니다. 자신에게 빈혈이 있다면, 혈액을 잘 만들 수 있도록 주재료인 철분을 잘 섭취하거나 3개월 이상 철분이 포함된 영양제를 먹는 것이 좋습니다.

변비의 원인과 치료

우리의 장은 소장 5m~6m, 대장 1m~2m 합해서 6m~7m에 달합니다. 우리 몸의 소화 흡수와 면역, 배출을 담당하는 아주 중요한 역할을 합니다. 장은 불수의근(의지로 움직일 수 없는 근육으로 주로 내장근육을 말함)으로 이루어져 자율신경계의 지배를 받습니다. 우리가 긴장하거나 스트레스를 받으면 자연스러운 움직임이 멈추어 배가 아픈 것도 이 때문입니다.

정상적인 상피를 가지고 좋은 영양소를 흡수하고 찌꺼기를 내보내며 문으로서의 역할을 잘 감당해야 합니다. 여러 가지 이유로 그 기능의 문제가 생기는 경우는 장에서 흡수해야 할 영양소는 흡수를 못하고 내보내야 할 불순물을 흡수하는 역기능을 일으켜 결국은 우리 몸의 면역을 감소하게 하고 배출되지 않는 물질이 쌓여서 변비를 일으킵니다.

우리 주변에서 쉽게 변비로 고생하는 여성들을 볼 수 있습니다. 물론 선천적으로 장이 너무 길거나 기능이 감소된 경우도 있지만 보통은 수분과 섬유질 섭취의 감소, 식이요법으로 인한 음식물 섭취의 제한, 스트레스로 인한 교감신경의 발달로 인해 오는 경우가 많습니다.

이는 당장은 큰 병을 일으키지 않지만 위와 같은 원인 때문에 가능한 한 빨리 치료하는 것이 좋습니다. 충분한 수분과 섬유질의 섭취, 유산균등 정상균주의 보충 그리고 적절한 운동이 가장 중요합니다.

방광염

여성에게 많이 발병하는 방광 관련 질병 둘, 방광염과 요실금

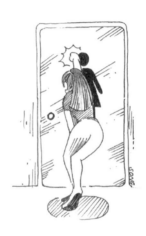

재발의 위험성이 높은 방광염

방광은 항문과 질에 가까이 위치하고 있어서 세균이 침입하기 쉽고 여성은 요도가 짧아서 더욱더 쉽게 감염됩니다. 신장을 통해서 만들어진 소변이 방광에 고이다가 여러 가지 이유로 특히 면역이 감소되어 세균을 이겨 내지 못하고 요도를 타고 올라온 세균들이 방광에 염증을 일으키는 경우가 많습니다. 특

히 수분 섭취가 적고 탈수가 되거나 면역이 감소한 경우에 그렇습니다. 여성의 방광염은 간단한 것 같으면서도 진행되면 신장으로 타고 올라가서 신우신염 등을 일으키므로 주의해야 합니다.

일단 평소보다 빈뇨, 절박뇨, 소변 시 통증이 있는 경우는 바로 소변검사를 해 보고 방광염에 잘 듣는 항생제를 처방받아 완전히 치료하는 것이 중요합니다. 방광염은 한번 걸리면 자주 재발되는 경향이 있고 삶의 질을 상당히 떨어뜨려서 나중에는 염증이 없어도 빈뇨 등으로 고생하는 경우가 많습니다.

자주 재발되는 경우에는 질염이 있는지도 확인하여야 하는데, 만일 질염을 치료하지 않으면 만성적으로 반복되는 경향이 있습니다. 그래서 여성에게 방광염 소견이 있으면 산부인과 진료도 받아 보는 것이 부작용을 줄이고 빨리 치료하는 데 도움이 됩니다.

그리고 방광은 풍선과 같아서 한번 늘어지면 탄력이 감소되고 다시 회복하기 어려운 기관입니다. 최근에는 방광이 예민하지 않도록 기능을 조절하는 약물이 있으므로 조기에 치료하면 이러한 불편함 없이 빨리 치료할 수 있답니다.

가장 주의할 것은 혼자서 임의로 약을 사먹거나 항생제를 불규칙하게 복용하면서 내성을 일으키는 경우입니다. 이런 경우는 항생제에도 잘 반응하지 않기 때문에 재발하면 일상의 불편함이 말할 수 없을 정도입니다. 카페인이나 초콜릿, 알코올 등은 방광벽을 더욱 자극하므로 방광염을 앓거나 자주 걸리는 경우에는 음용을 피하는 것이 좋습니다.

요실금과 케겔 운동

여성이 분만을 하거나 나이를 먹는 경우 그리고 쪼그리고 앉거나 복압이 올라가는 경우 자신의 의지와 상관없이 소변이 나오는 증상을 '요실금'이라고 합니다. 특히 여성은 요도가 짧고 분만을 겪기 때문에 요실금의 증상이 남성에 비해 압도적으로 많습니다.

인간은 직립보행을 하는 동물이므로 골반근육을 항상 강화시킬 필요가 있습니다. 아무리 복압이 세고 임신과 분만을 해도 골반의 근육이 강하다면 어떤 자극도 이겨 낼 수 있으므로 요실금이 생길 확률이 적습니다. 골반근육을 강화하는 운동을 '케겔 운동'이라고 합니다.

갑상선
기능이상

생리에 영향을 미치는 호르몬 둘, 갑상선과 유즙 분비 호르몬

우리 몸의 엔진, 갑상선

갑상선은 우리 몸의 목 부위에 있는 아주 작은 호르몬샘입니다. 자동차에 비유하자면 엔진을 조절하는 것과 비슷한 역할을 합니다. 차를 고를 때는 외부보다 엔진의 효율을 살피는 게 중요하듯이, 우리 몸에서도 엔진 역할을 하는 갑상선은 늘 관심을 갖고 지켜봐야 하는 기관입니다.

엔진이 갑상선이라면 피는 연료가 되는 석유나 가스를 말합니다. 피가 부족한 몸은 기름이 다 소진된 자동차에 비유할 수 있지요. 보충하지 않으면 결국 차가 달리다 멈춰 버리듯 우리 몸도 멈춰 설 것입니다.

자, 그럼 생각해 볼까요? 엔진이 너무 빠른 속도도 움직이면

에너지의 효율이 낮아지고 차도 곧 망가질 겁니다. 반대로 너무 느리게 움직이면 차의 속도가 떨어질 뿐 아니라 원하는 곳으로 가는 데도 많은 시간이 걸립니다.

갑상선의 기능이 항진되면 우리 몸은 스트레스 상황처럼 심장이 빠른 속도로 박동하고, 눈이 커지며, 먹은 음식이 빨리 소화되고, 많은 에너지가 소진됩니다. 더위를 느끼고 땀이 많이 나며, 결국 다양한 요인으로 체중이 감소하게 되지요.

반대로 너무 느릴 경우, 몸이 처지고, 불필요한 살이 찌게 되며, 쉽게 피로를 느끼고, 변비가 생기며, 추위를 잘 참지 못합니다. 피부는 거칠어지고 건조해지며, 우울증을 포함한 정신 증상도 나타나게 됩니다.

갑상선은 우리 뇌의 일부인 뇌하수체에서 갑상선을 조절하는 호르몬을 내보내 조절하게 됩니다. 이런 갑상선에 이상이 생기거나 뇌하수체 자체에 이상이 생길 경우, 염증이나 자가면역질환이 발생하기도 합니다.

갑상선 기능의 이상이 있는 경우는 증상으로 쉽게 나타나는 편입니다만, 갑상선암의 경우는 초음파 검사 등을 하는 경우에 발견하기 쉬우므로 유방암 검진 시 갑상선 초음파 검사를 동시에 같이 시행하는 것이 바람직합니다.

다행히 갑상선암은 예후가 좋아서 완전히 나쁜 타입이거나 전이가 되지 않는다면 수술로 완치가 잘되는 편입니다. 다만 수술로 갑상선이 모두 제거되면 갑상선호르몬도 나오지 않으므로 평생 갑상선 호르몬을 복용하면서 갑상선 기능호르몬의 수치를 맞추어야 하는 불편함이 있기는 합니다.

생리양과 호르몬과의 관계

갑상선은 그 자체로서의 역할만이 아니라 여성의 생리 주기에도 영향을 미칩니다. 우리 몸의 배란 및 생리를 조절하는 호르몬도 뇌하수체의 한편에서 분비되는데, 바로 그 인접 부위에서 갑상선 자극 호르몬이 분비되기 때문입니다. 이러한 호르몬들은 상호 작용하여 영향을 주고받게 됩니다.

그래서 갑상선 기능이 항진되면 월경이 감소하거나 무월경을 자주 경험하게 되고, 반대로 기능이 저하되면 생리양이 증가하게 됩니다. 따라서 생리양이 변화하여 병원을 방문하면 호르몬 검사와 함께 갑상선 기능 검사를 동시에 시행하게 됩니다. 물론 생리에 영향을 주는 다른 신체적 요인들도 많습니다.

또 다른 흔한 요인으로는 유즙 분비 호르몬이 과다하게 분비되는 경우입니다. 유즙은 분만 후 아기에게 젖을 먹이기 위해 나오는데, 갑자기 임신을 하지 않은 젊은 여성에게서 유즙이 분비되거나 유방이 아프고 불편한 경우가 생길 수 있습니다. 뇌하수체의 비슷한 부위에서 유즙을 분비하기 위한 호르몬을 내보내고, 그 호르몬의 자극으로 유선이 자극을 받아 유즙을 생성하여 분비하는데, 이때 우리 몸은 분만 후 배란이 억제되고 무월경이 일시적으로 오는 것처럼 비슷한 원리로 생리를 멈추게 됩니다.

이러한 현상은 위장 장애로 약을 먹은 경우 부작용으로도 나타날 수 있으며, 많은 의사들이 스트레스로 인한 호르몬 조절의 불균형을 주원인으로 생각하므로 생리 불순으로 병원을 방문할 경우, 혈액 검사를 하면서 갑상선 호르몬과 유즙 분비 호르몬을 함께 검사하고 있습니다.

Part 5

여성의
상황별 점검 사항

주기별로 알아 두면 좋은 내용들을
딸에게 들려주듯 담아냈습니다.
당신이 누구든
이 글이 당신에게 힘이 되기를 바랍니다.

◆ 결혼 전
검진 사항

기족계획을 위한 여성과 남성의 검진 사항 및 영양제

여성을 위한 검사

보통은 임신을 하고 나서야 병원을 방문하는데 참 아쉬운 적
이 많습니다.

자궁암 검진을 한 번도 안한 20대 후반의 여성이 임신 중 출
혈이 있어 산전 진찰을 받으러 내원하여 검진을 해 보니 자궁
암 2기로 출혈을 보이는 상태였습니다. 임신한 아이를 키워야
할 자궁에 암이 생겼으니, 이를 결정하는 의료진과 산모의 마
음은 이루 말할 수 없이 힘들었습니다.

결국 본인보다는 아이를 생각해서 만삭 이후에 치료를 하기
로 결정하고 분만을 마친 뒤 자궁암 수술과 항암치료를 시행했
던 경험이 있습니다. 기본적인 검진을 소홀히 한 결과로 열 달

내내 두려움에 떨게 되고 그 이후에도 아기를 돌보기도 힘든 시기에 대수술과 항암치료 등 여러 가지 힘든 과정을 겪어 내야 했던 가슴 아픈 기억도 있습니다.

❶ 기본 혈액검사, 구강검진
❷ 소변검사로 방광과 신장기능 확인
❸ 간 기능검사
❹ 성병검사; 매독, 에이즈, 임질 등 성병에 대한 혈액검사와 분비물 검사
❺ 자궁암 검진; 자궁경부세포진 검사와 HPV 검사
❻ 난소와 자궁체부, 자궁기형, 자궁내막에 대한 확인
❼ 35세 이상의 경우와 난소의 나이 등 기능 확인이 필요한 경우; AMH 혈액 검사로 확인
❽ 준비할 백신; A, B 형 간염항체, 풍진항체, 확인 후 항체가 없으면 접종이 필요함.

(자궁경부암 백신은 평생 한 번의 스케줄이지만 세 번을 맞아야 하므로 결혼 6개월 전에 1차를 시작하는 것이 좋음, 풍진은 생균이므로 최소한 임신 3개월 이전에 맞는 것이 좋음)

가족계획을 위한 영양제

❶ 영양제로는 엽산을 최소 임신 6개월 이전부터 먹는 것이 좋음. 평소에 건강한 사람은 종합영양제 한 가지 정도를 먹고, 임신이 확인되면 임산부용 영양제를 먹는 것이 용량의 조절에 좋음.

❷ 유산균(probiotics)

❸ 비타민C

❹ 오메가3

남성을 위한 검사

❶ 정액 검사

❷ 소변이나 분비물 등으로 HPV 검사, 염증 검사

❸ 일반적인 건강에 관한 종합검진

독신여성이나 무자녀 여성의 건강관리

출산과 여성 질환과의 상관관계

출산 수가 많을수록 줄어드는 여성 질환들

최근에는 여러 가지 사정과 사회적인 변화로 인하여 혼자 사는 여성이나 결혼은 했지만 자녀를 갖기 않기로 하거나 난임으로 인하여 자녀를 출산하지 않은 여성이 많아졌습니다.

임신이라는 과정은 여성에게 필수적인 것은 아니지만 육체적으로 보면 임신을 할 수 있는 가능성을 가지고 태어납니다. 자녀를 낳는 것뿐 아니라 10개월 정도의 임신 기간을 난소와 자궁내막이 쉬는 시간(실제로 쉬는 것은 아니지만)으로 여겨 난소암이나 유방암, 자궁내막암의 빈도는 출산 수가 많을수록 줄어드는 것이 사실입니다.

반면에 분만의 횟수가 많으면 자궁경부암이 조금 더 증가하는 것으로 알려져 있습니다. 그러므로 독신여성이나 자녀가 없는 여성들은 특히 유방암, 난소암 등의 조기 발견을 위한 초음파 검진을 잊지 말아야 할 것입니다.

◆ 폐경 이후의
변화에 대한 이해

여성이라면 누구도 피해 갈 수 없는 인생의 과정

폐경, 자연스러운 몸과 마음의 변화

여성은 사춘기를 맞고 생리를 하고 임신과 출산을 경험하든 안 하든 50세 전후가 되면 폐경을 맞이하는데, 여기에는 예외가 없습니다. 모든 여성이 겪어야 할 변화입니다. 폐경이 된다는 것을 이제는 '완경(생리를 완성한다)'이라는 단어로 바꾸어 쓰자는 운동이 일어나고 있습니다.

난소에서 배란과 함께 분비되던 여성호르몬이 감소한 상태로 임신을 할 수 없으며 여성호르몬이 주는 수많은 장점을 잃어버리는 시기라고 할 수도 있습니다.

오랜 경륜과 사회적으로 정말 현명하고 지혜로우며 안정되기도 하지만 이 소량의 여성호르몬이 그동안 우리에게 얼마나 여성을 여성다운 건강으로 이끌고 있었는지 알게 됩니다.

폐경이 다가오면 몸과 마음에도 사춘기의 시기처럼 여러 가지 변화가 찾아옵니다. 초기 증상으로 심리적인 우울감과 함께 열감과 불안감, 불면증, 성교통 등 다양한 증상들이 개인별로 나타납니다. 육체적으로는 열감이 생겨 쉽게 더위를 느끼고 짜증이 나며 마음이 우울해지고 허전합니다. 시간이 지나면서 몸이 건조해지고 주름이 생기며 관절과 뼈가 아프거나 부실해지고 요로감염이 증가합니다. 혈관은 뻣뻣해지므로 뇌혈관에 문제가 생겨서 중풍으로 고생하는 사람이 늘어납니다. 이때 이러한 증상을 자연스런 결과로 보고 마음으로 일단 받아들이는 것이 현명합니다.

그러나 최근 여성의 평균 수명이 늘어나면서 폐경 이후에 일생의 3분의 1 이상을 보내게 되었습니다. 여러 가지 불편한 사항들이 많아짐에도 불구하고 무조건 참고 견디기에는 정말 힘든 경우가 많습니다. 누구도 피해 갈 수 없는 인생의 과정이지만 이러한 과정이 누구에게나 오는 것이므로 미리미리 알고 예방하면 불편함의 정도를 확연히 줄일 수 있습니다.

10년 빨리 노화되는 조기폐경

40세 이전에도 여러 가지 이유로 조기폐경을 맞이하는 여성들이 있습니다. 생리를 하는 불편함이 있기도 하지만 생리를 하는 동안에 난소에서 만들어진 여성호르몬은 우리 몸에서 여성을 여성답게 그리고 건강하게 하는 아주 중요한 호르몬입니다. 그 호르몬이 감소하면 호르몬으로 인해 받았던 그 많은 유익함을 잃게 되므로 위와 같은 증상으로 고생하는 것입니다.

그런데 평균 나이보다 10년 정도 빨리 폐경이 온다면 10년 정도 빨리 노화되고 약해지는 것과 마찬가지입니다. 유전적인 원인도 있기는 하지만 과도한 스트레스와 다이어트 혹은 항암치료나 수술 등의 원인도 있으니 평소보다 생리 주기가 두세배 길어지거나 여러 가지 몸의 증상이 있으면 반드시 내원하여 확인하기 바랍니다.

조기폐경 시에는 평균 나이 50세 정도보다 빨리 온 시간만큼 호르몬치료를 하는 것이 원칙이므로 너무 두려워하거나 걱정하지 말고 진료를 받아 부작용을 최소화하시기 바랍니다.

최근에는 잘 발달된 호르몬약제, 질정, 그리고 질을 회복하는 레이저 치료 등이 있습니다. 자신에게 관심을 조금 더 기울인다면 얼마든지 젊은 시절처럼 생활하고 성 접촉을 할 수도 있습니다.

그 외에도 시간에 따라서 골다공증이나 피부와 관절의 노화 등으로 운동의 제한이나 수술이 필요한 경우도 있으니 미리미리 앞으로 일어날 일에 대하여 관심을 가지고 예방해야 합니다.

✦성 관련 폭행, 추행, 강간, 데이트폭력 등

성 관련 피해 발생 시 주의점과 국가에서 필요한 노력

성 관련 피해 발생 시 주의점

성 관련 피해가 발생하는 경우에는 즉시 사실을 주변에 알리고 보호를 받아야 합니다. 의학적으로는 씻거나 다른 조치를 취하지 않은 채로 내원해야 하며, 그래야 상황을 이해하고 몸에 남은 분비물과 정액 등으로 여러 가지 검사가 가능합니다.

부끄럽고 힘들고 혹시 더럽다고 생각되어 세정을 많이 하거나 며칠이 지난 후 내원하면 검사를 통해서 알아낼 정보나 근거 치료의 기회가 늦어져서 힘듭니다.

그리고 가능하면 종합병원에 내원하여 시간에 구애받지 않고 진료를 받아야 하며 피해를 구제받을 법적인 근거를 마련해야 합니다.

2차 피해를 막기 위한 주변의 노력

상담센터와도 연계하여 정신적인 충격을 최소화하고 피해자로시 사회직으로 더욱 고립되시나 2차 피해가 발생하지 않도록 주변에서 많은 관심을 기울여야 합니다.

그리고 정부기관에서는 성 문제 예방과 치료 상담 등을 관할하고 교육하며 방향을 제시하는 중앙기구를 만들어 성에 관한 모든 기준과 방향을 제시받을 수 있어야 한다고 생각합니다. 문제가 발생할 때만 사회적으로 이슈화되었다가 곧 잊어버리지 않도록 해야 합니다. 이는 어떤 개인이나 단체의 힘으로 이루어지기 힘들므로 국가적인 과제로 삼고 국민의 행복을 위해 실행해야 할 필요가 있습니다.

♦ 부 록

- 여성 건강 자가 검진 체크 리스트
- 산부인과 방문 전 알아 놓으면 좋은 사항들
- [백일장 입상작] 천하보다 귀한 생명

여성 건강 자가 검진 체크 리스트

- ☑ 생리는 최소한 45일 이내에서 규칙성을 가지고 있는가?
- ☑ 생리전증후군이 일상생활에 지장을 주는가?
- ☑ 생리통으로 인하여 하루 세 번 이상의 진통제가 필요한가?
- ☑ 생리양이 너무 많고 아랫눈의 결막이 창백한가?
- ☑ 생리가 아닌 질 출혈이 있는가?
- ☑ 평소와 다른 분비물과 냄새, 가려움이 있는가?
- ☑ 소변 시 통증이나 빈뇨 등 갑자기 불편함이 있는가?
- ☑ 갑자기 생리양의 변화가 있는가?
- ☑ 외음부에 혹이나 사마귀 등 갑자기 만져지는 것이 있는가?
- ☑ 얼굴에 열감이 갑자기 심해지고 식은땀이 나거나 예민해 지는가?
- ☑ 1년마다 정기적으로 여성 검진(자궁암, 난소초음파, 유방암 검진)을 받는가?
- ☑ 생리 직후에 유방 자가 검진을 하는가?

산부인과 방문 전
미리 알아 놓으면 좋은 사항들

☑ 최종 생리의 시작일과 최근 생리의 변동 상황

☑ 최근 성생활의 변화가 있는가?

☑ 가장 최근에 받은 여성 검진은 언제인가?

☑ 현재 가장 불편한 사항은 무엇인가?

☑ 복용 중인 약물이나 영양제는 무엇인가?

☑ 임의로 질정이나 약물을 투여를 삼가고 외음부를 씻지 않은 채 내원하시기 바랍니다.

◆ [백일장 입상작]
천하보다 귀한 생명

이 글은 저자의 어머니가 현재 재학 중인 전라북도립 여성중
고등학교의 백일장 대회에서 고등부 차상 입상작입니다.

천하보다 귀한 생명

매화반(고등부 2학년) 김순덕

지금부터 53년 전의 일이다. 긴 겨울의 혹한을 털어내고 만
물이 생동하는 봄. 강남 갔던 제비가 돌아온다는 삼월 삼짇날
새벽 동틀 무렵, 나는 심한 산고 끝에 귀한 새 생명 둘째인 딸
을 낳았다. 첫아들이 태어날 때는 무섭고 겁이 났는데 그때와
는 다르게 한없이 기쁘기만 했다. 내겐 마냥 귀여운 딸이 태어
났다. 정말 말로 표현할 수 없이 내 가슴은 벅차오르고 내가
마치 크고 대단한 일을 해낸 것 같은 기분이 들었다.

그런데 산후에 자궁이 세게 수축한다는 '훗배'가 너무 아파
왔다. 정말 견디기 힘들었다. 그때 나는 시할머니, 시아버지,

시어머니, 4살 손아래 노처녀 시누이, 중학생인 시동생과 같이 살고 있었는데, 딸을 낳았다는 이유로 식구들은 한결같이 심하게 나를 학대했다. 그것도 장남인 아들을 낳고 난 후 낳은 둘째인데도 그랬다.

아픈 훗배를 부여잡으면, 시어머니는 출산 3일 안에 나와서 땅바닥의 흙을 발로 밟아야 아픈 배가 빨리 좋아진다고 하셨다. 어리고 너무 순진한 며느리였던 나는 말씀대로 바보처럼 부엌으로 나왔다. 어머니는 3일된 산모인 나에게 부엌을 다 맡기고 방으로 들어가셨다.

동트기 전 새벽에는 옹기 물동이를 머리에 이고 동네에 있는 공동 우물에 가서 두레박으로 물을 떠올려 물동이를 채워서는 머리에 이고 부엌 물 항아리에 채워야 했다. 그러고 나면 아침 준비, 식구들 세수 물 데우기와 마루에 내놓은 요강 3개 비우는 일이 기다리고 있었다. 갓난아기의 기저귀는 우물가에서 빨면 안 된다고 하셔서서 물을 길어다 집에서 빨아야 해서 더 힘들었다.

우물가에서 동네 어른들을 만나면 깜짝 놀라시면서 산모가 벌써 이러면 큰일 난다고 야단을 치곤 하셨다. 그해 봄은 왜 그리 춥던지…. '봄바람은 님의 바람이라 품안으로 들어온다.'는 말대로 옷을 헤집고 들어오는 바람으로 너무 추워서 견디기가 힘들었다. 시어른들께서는 아이가 울면 시끄럽다고 야단을 하시었다. 그래서 나는 꼭두새벽 남들 눈에 띄지 않을 때 갓난 아이를 강보에 싸서 등에 업고 물을 길러 나가야 했다. 그런 모든 일들이 너무나도 힘들었다.

지금 생각해 보니 '시집살이가 고추보다 더 맵다.'라는 말이 실감났고 노처녀 시누이의 질책은 히스테리였구나 하는 생각이 들었다. 우리 시어머니도 딸을 셋이나 낳으셨다. 나는 딸하나뿐인데 왜 그렇게 심하게 대했을까? 생명과학 시간에 배우고 보니 성별은 남성의 염색체가 결정하는 것이라는데 아기 낳은 엄마가 왜 구박을 당해야 했는지 나도, 우리 조상들도 모두 무지의 소치임을 깨닫게 되었다.

이번 어버이날이 있던 주말에 딸이 엄마와 아빠를 초대해서 분당에 살고 있는 딸집을 방문하게 되었다. 딸로 태어났기에 구박과 외면을 당한 바로 그 딸은 산부인과 의사가 되어 병원을 운영하고 있다. 병원 로비에 들어서자 '한 여성이 천하보다 귀합니다.'라는 병원 팸플릿 글귀가 내 눈에 들어왔다. 이 글을 보는 순간 나는 지난날, 딸 낳은 죄인 취급당한 오십여 년 전의 일이 떠올라 나 혼자 쓴웃음을 지었다.

그때 너무 무지하여 산후 조리를 못한 탓인지 음력 삼월만 되면 나는 정말 몸이 아파서 견디기 힘들다. 그래서 나는 며느리들에게는 산후 조리를 충분히 하기 바라는 마음에 조리 비용으로 삼백만 원씩을 전달하였다. 남아선호 사상의 폐해가 나의 세대가 끝나기 전에 종지부를 찍어서 얼마나 다행인가!

지금은 도리어 여아선호가 더 강하고 딸이 없으면 노후가 쓸쓸하고 외롭다고 다들 딸을 더 소중히 여기는 시대가 되었다. 그러나 어느 쪽이든 극단은 바람직하지 않을 터, 그야말로 아들이든 딸이든 한 생명이 천하보다 더 귀하지 않겠는가?!

참 예쁘다,

내

몸

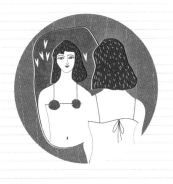

글을 쓰기 시작할 때 미성년이었던 둘째, 셋째가 글을 마칠 즈음에 성인이 되었습니다. 이제 막 사회에 발을 내딛어서 약간은 불안하고 어색하게 비척거려도, 언젠가는 새로운 생명을 잉태해 낼 엄청난 가능성을 지닌 여성의 몸입니다. 자신의 앞날과 진학 그리고 취업 등으로 고민하며 뒹구는 사이에도 엄마로서는 부디 건강한 몸과 건강한 만남이 있기만을 기원했습니다.

자신의 몸을 사랑한다는 것은 자신과 타인의 몸도 귀하고 소중하게 여기는 마음을 가졌다는 의미입니다. 최근 불가항력적인 사건 사고도 많아서 마음을 칼로 쑤시듯 아프지만, 자신을 사랑하는 마음이 없어서 힘들고 고달픈 젊은이들에게 힘이 되어 주고 싶은 마음입니다. 조금만 더 알았더라면, 조금만 더 서둘렀더라면 하는 후회 없이 건강한 여성으로 살아 나가는 대한민국의 딸들이 되기를 바랍니다.

이 책이 여성의 일생을 3등분해서 그 첫 방향을 쓴 것이라면, 이제는 그 두 번째 내용을 준비하려고 합니다. 성행동과 임신, 출산 등 가임기 여성이 준비해야 할 것은 무엇이며 어떤 것을 알아야 하는지 방향을 제시하고자 합니다. 더 신바람이 날 것도 같고 더 세심하게 기준을 제시해야 할 것도 같아 신중해지기도 합니다.

원고를 시작하도록 용기를 주신 다른세상 출판사의 고 진성민 사장님, 정윤선 님 그리고 마침표를 찍을 수 있도록 도와주신 출판사 책과나무에 감사드립니다. 빈손으로 태어나 이렇게 좋은 사람들을 많이 만나고 누리고, 이제는 마음을 지면으로 나눌 수 있게 해 주신 하나님께 영광을 드립니다.